药源性角结膜病变

主　编　赵少贞　孙旭光

编　委　（以姓氏笔画为序）

王智群　首都医科大学附属北京同仁医院眼科中心、北京市眼科研究所
邓世靖　首都医科大学附属北京同仁医院眼科中心、北京市眼科研究所
刘　慧　天津医科大学眼科医院、眼视光学院、眼科研究所
孙旭光　首都医科大学附属北京同仁医院眼科中心、北京市眼科研究所
张　阳　首都医科大学附属北京同仁医院眼科中心、北京市眼科研究所
张　琛　天津医科大学眼科医院、眼视光学院、眼科研究所
杨瑞波　天津医科大学眼科医院、眼视光学院、眼科研究所
赵少贞　天津医科大学眼科医院、眼视光学院、眼科研究所
贾　喆　天津医科大学眼科医院、眼视光学院、眼科研究所
黄　悦　天津医科大学眼科医院、眼视光学院、眼科研究所

编写秘书　贾　喆

人民卫生出版社

·北　京·

图书在版编目（CIP）数据

药源性角结膜病变 / 赵少贞，孙旭光主编. —北京：
人民卫生出版社，2022.6

（眼表疾病临床系列）

ISBN 978-7-117-33164-7

Ⅰ.①药…　Ⅱ.①赵…②孙…　Ⅲ.①药源性疾病－
结膜疾病　Ⅳ.①R777.3

中国版本图书馆 CIP 数据核字（2022）第 088081 号

人卫智网　**www.ipmph.com**	医学教育、学术、考试、健康，	
	购书智慧智能综合服务平台	
人卫官网　**www.pmph.com**	人卫官方资讯发布平台	

药源性角结膜病变
Yaoyuanxing Jiaojiemo Bingbian

主　　编：赵少贞　孙旭光
出版发行：人民卫生出版社（中继线 010-59780011）
地　　址：北京市朝阳区潘家园南里 19 号
邮　　编：100021
E - mail：pmph @ pmph.com
购书热线：010-59787592　010-59787584　010-65264830
印　　刷：北京顶佳世纪印刷有限公司
经　　销：新华书店
开　　本：710×1000　1/16　印张：8
字　　数：152 千字
版　　次：2022 年 6 月第 1 版
印　　次：2022 年 9 月第 1 次印刷
标准书号：ISBN 978-7-117-33164-7
定　　价：78.00 元

打击盗版举报电话：**010-59787491**　E-mail：WQ @ pmph.com
质量问题联系电话：**010-59787234**　E-mail：zhiliang @ pmph.com
数字融合服务电话：**4001118166**　E-mail：zengzhi @ pmph.com

主 编 简 介

赵少贞，眼科学博士、教授、主任医师、博士研究生导师，天津医科大学眼科医院副院长。中华医学会眼科学分会角膜病学组委员，天津市医学会眼科学分会常委、角膜病学组组长，海峡两岸医药卫生交流协会眼科学专业委员会委员，天津市跨世纪人才。承担国家级课题 5 项，获得省部级科技进步奖 4 项，国家专利 9 项。发表专业论文 155 余篇，包括 SCI 文章 40 余篇。主编、参编著作多部。

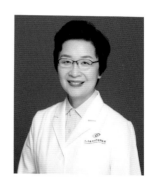

孙旭光，首都医科大学附属北京同仁医院眼科中心、北京市眼科研究所研究员、博士研究生导师。主要从事角膜病及感染性眼病的临床与基础研究工作。

现任中华医学会眼科学分会专家会员、亚洲干眼协会理事、中国医师协会眼科医师分会眼感染学组名誉组长、海峡两岸医药卫生交流协会眼科学专业委员会泪液与眼表学组副组长、爱尔集团角膜病研究所名誉所长及角膜病学组名誉组长。发表专业文章百余篇，主编专著多部。

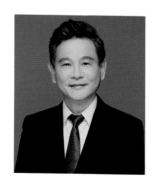

前　言

药源性角结膜病变是一类眼科临床不太常见，且容易被临床忽略的眼表疾病。目前，国内外尚无明确的、具有规模的流行病学调查资料。由于药源性角结膜病变的临床表现无特异性，且多不典型，故临床上很容易被误诊误治。

药源性角结膜病变的主要原因是眼局部不合理用药，临床上遇到此类患者时，往往是越用药病情越重，致使医生在继续用药抑或停止用药之间的选择上十分困惑，在得不到正确诊断时，治疗方案的制定变得非常困难。

近年来，大众健康意识的提高和对眼部疾病的重视，一方面对一些可以预防和早期治疗的眼病大有裨益，但另一方面，患者自行购药和用药的人数逐步增加，由此也造成了眼部药物的滥用，尤其是滴眼剂点眼，常常被大多数人认为是一件很简单易行的事情，然而却忽略了其潜在毒性的一面，因而不少患者来到医生面前的时候，已经发生药物毒性所致的角结膜病变。面对这样的情况，如果医生未能及时、敏锐地判断出病因，尤其是再继续药物的治疗时，往往会使得病情更加复杂化，由此，可能最终导致患者视功能受到不可挽回的损害。作为从事眼表专业的医生，对此深感有责任和义务提醒或提示广大眼科工作者，对药源性角结膜病变需引起高度关注！

目前，有关药源性角结膜病变的诊治，国内尚无相关专著出版，国外也只有全身用药引起眼局部的不良反应和副作用的书籍，因此，在人民卫生出版社大力支持下，天津医科大学眼科医院角膜组的主要成员和北京同仁医院孙旭光教授团队成员共同努力，在查阅大量国内外文献的基础上，结合自己的临床实践经验，编写了《药源性角结膜病变》一书。

本书是"眼表疾病临床系列"之一，其内容分为：基础篇和临床篇，共计五章。基础篇主要涵盖了眼表组织的基础知识、眼局部用药的动力学，以及药源性角结膜病变的发生机制。临床篇包括药源性角结膜病变总论和各论，前者重点从总体上介绍该病的临床表现、诊断依据、鉴别诊断，以及治疗原则与方案概要；后者详细阐述了临床常用眼局部药物所导致的角结膜病变，并附有典型病例，以供读者参考。

在本书即将出版之际，我衷心感谢孙旭光教授为本书的编写所付出的辛勤努力，本书的构思、编写与修改的各个环节，以及大量病例图片的提供，都凝结着孙教授无私的奉献和辛勤的劳动。感谢天津医科大学眼科医院角膜科的各位主任及医生，感谢他们三年来，在本书编写中的倾心付出和精益求精的追求！感谢人民卫生出版社对本书出版给予的大力支持与帮助。最后诚挚希望眼科同道对于本书给予指正。

赵少贞

天津医科大学眼科医院

2022 年 3 月

目　　录

第二篇　临　床　篇

第一篇 基 础 篇

第一章 眼表组成及解剖组织学

第一节 眼表组成及眼表疾病定义

1. 眼表组成和其正常功能的维持 眼表组织由结膜、角膜和角膜缘的表层组织组成，并构成了眼球表面的生理性屏障。解剖学意义的眼表（ocular surface）指起始于上下睑缘灰线的睑结膜、穹窿结膜、球结膜、角膜缘和角膜上皮层组织，这些上皮的基底膜与其下的基质组织依靠锚状复合体紧密连接。从功能上讲，眼表组织不仅起到防止组织液体丢失和病原体入侵的屏障作用，而且通过合成膜相关连接体和分泌黏性物质（如黏蛋白）维持泪膜稳定。

正常的泪膜是维持眼表上皮正常结构和功能的基础，而眼表上皮细胞分泌的黏蛋白成分又参与泪膜的构成。因此眼表上皮和泪膜之间互相依赖，互相影响，任何一方失衡均会导致眼表功能异常。此外，所有眼附属器，如上下眼睑及其包含的睑板腺、主泪腺、Krause 和 Wolfring 副泪腺，以及睫毛周围的 Zeis 腺和 Moll 腺等，也参与了维持眼表微环境平衡的作用[1,2]。

眼表组织正常结构与功能的维持主要依赖于正常的泪膜和上皮层下基质微环境，两者共同调控上皮层干细胞的功能，保证眼表组织的正常代谢、更新及修复。在这个调控过程中任何一个环节发生障碍都将引起眼表结构与功能的改变，譬如长期严重的泪膜异常可导致角结膜上皮的损伤和上皮鳞状化生，而眼表上皮病变以及结膜杯状细胞损伤和丢失亦可引起泪膜异常，导致干眼发生。

2. 眼表疾病的定义 眼表疾病（ocular surface disease，OSD）为多种因素作用下眼表正常结构被破坏和/或功能异常所致的病变。如果将泪膜与眼表视为一个整体组织结构来考虑，也可称为眼表泪液疾病（ocular surface & tear disease，OSTD）。

第二节 眼表解剖与组织学

一、结膜解剖与组织学

1. 结膜解剖 结膜覆盖了眼球表面自上下睑缘延伸至角膜缘的全部眼表，可分为三个部分：睑结膜，位于上下眼睑内面；穹窿结膜，位于上方和下方穹窿部；球结膜，位于上下穹窿和角膜缘之间，覆盖前部巩膜。

2. 结膜组织学 结膜从组织学上分为上皮层和上皮下基质层（也称固有层），在睑缘附近，结膜上皮移行为眼睑皮肤角化的复层鳞状上皮，而在角膜缘附近结膜上皮移行为角膜上皮。结膜的基质层由疏松结缔组织组成，并且含有由淋巴细胞和其他的白细胞组成的结膜相关淋巴样组织。

（1）结膜上皮层的细胞形态变异较大，球结膜以复层鳞状上皮细胞为主；睑结膜上皮以分层立方上皮细胞为主，并向穹窿部逐渐过渡为柱状上皮。与泪膜中水液和脂质成分相关的所有腺管口的上皮细胞均与结膜上皮相连，其间嵌有杯状细胞。杯状细胞嵌于结膜上皮细胞之间，于上下穹窿中部和睑结膜睑缘刷区域密度较高。杯状细胞在结膜基底细胞中约占 5%～10% 的比例，在结膜某些区域，如颞侧球结膜，杯状细胞可成簇存在。

迄今为止，眼表至少存在 13 种黏蛋白，分为分泌型黏蛋白和膜相关黏蛋白，其中最重要的是结膜杯状细胞产生的黏蛋白 MUC5AC[3,4]，MUC5AC 是泪膜中可溶性大黏蛋白，N 端及 C 端的半胱氨酸富集区域使其富有黏性，胶样的黏蛋白成为泪膜黏液层的支架。角膜上皮细胞及结膜复层鳞状上皮细胞产生至少 3 种跨膜黏蛋白（MUC1，MUC4 和 MUC6），这些黏蛋白在上皮表面作为眼表屏障可阻止病原体侵入，以及防止在瞬目和睡眠时睑结膜与球结膜及角膜上皮表面之间的粘连。总之，眼表黏蛋白不仅起到稳定泪膜与润滑眼表的作用，而且具有锚定抗体、清除代谢物和细小异物，以及参与眼表屏障的作用。

（2）结膜固有层：正常的结膜组织血管丰富，弹性与韧性良好，对保证眼球运动和维持正常的睑球关系，以及眼表屏障功能非常重要；结膜组织中存在感觉神经、淋巴组织（淋巴细胞 100 000 个 /mm^2）、免疫球蛋白、中性粒细胞、肥大细胞（5 000 个 /mm^2）与浆细胞等，结膜基质层本身含有抗原递呈细胞。

正常的结膜组织不含嗜碱性粒细胞和嗜酸性粒细胞。结膜作为黏膜相关淋巴组织，淋巴细胞与黏膜上皮细胞之间通过生长因子、细胞因子和神经肽介导的调节信号相互作用，促进调节性免疫应答。

二、角膜解剖与角膜上皮组织学

1. 角膜解剖　角膜包括：①上皮层：4～7层非角化鳞状上皮，通过基底柱状细胞连接于角膜前弹力层；②前弹力层；③基质层：包括板层排列的基质及其固有角膜细胞，基质层占据角膜组织的90%；④后弹力层；⑤角膜内皮层：是一层具有保护前房功能和维持角膜脱水状态的单层细胞。

角膜组织无血管，具有高度规则和精密排列的特点。角膜对于有害光线具有防护作用；角膜致密的感觉神经以及上皮细胞间的连接，可对潜在的危险作出快速反应，防御外界不良因素的侵害，为眼球提供了第一道防线。

2. 角膜上皮组织学及其功能

（1）角膜上皮组织学

1）上皮细胞：角膜上皮细胞包括表层的3～4层扁平鳞状上皮细胞、中间的1～3层翼状细胞，以及内层的单层柱状基底细胞。角膜上皮来源于角膜缘干细胞，由于干细胞不断地增殖、分化和迁移，角膜上皮具有高度分化的特点，可以快速自我更新，全角膜上皮细胞再生周期大约需要5～7天。

柱状基底细胞与基底膜相连，上皮基底膜与前弹力层紧密连接。相邻角膜上皮细胞间的连接复合体可以防止外界物质进入角膜的深层。细胞-细胞、细胞-基质之间的相互作用，对维持角膜上皮正常的结构层次和生理功能起到重要作用。

角膜蛋白是一个复杂的家族，包括大约30种蛋白，是组成角膜上皮层的主要蛋白质。在细胞基底膜的表面，存在一个角蛋白丝插入的电子致密区域，称之为半桥粒，在半桥粒基底膜对面，固定着嵌入的纤维。这些独特的十字交叉的固定纤维含有类似Ⅶ型胶原纤维成分[5]。Ⅶ型胶原具有一球形区域和螺旋形区域，螺旋形区域与十字交叉纤维的形成有关；球形区域在基底膜的半桥粒位点和基底膜远端，即前弹力层的前1～2μm。十字交叉的锚状纤维穿过前弹力层前1～2μm，形成复杂的网状结构，此结构在维持上皮、基底膜与基质的稳定性方面具有重要作用。在大泡性角膜病变、表皮松弛性大泡病变等角膜疾病中，Ⅶ型胶原表达异常导致锚状纤维缺失，从而导致上皮剥脱。1983年Thoft提出了维持角膜上皮动态平衡的"X-Y-Z理论"，认为角膜上皮的丢失（Z）与基底细胞的分裂速率（X）和周边上皮向中央移行速率（Y）形成的平衡有关。

2）角膜缘干细胞：角膜缘干细胞属于单能干细胞，存在于角膜缘基底细胞层中，人类角膜缘的Vogt栅栏结构即角膜缘干细胞的所在区域，角膜缘附近丰富的血管网滋养代谢旺盛的干细胞。角膜缘干细胞是区分角膜和结膜的独特结构，同时是角膜上皮增殖和移行的细胞来源，对于维持角膜上皮的完整性有重要作用。

（2）角膜上皮细胞的功能：角膜上皮细胞具有增殖、分化、移行、黏附和连接功能。

1）上皮细胞增殖功能：角膜上皮细胞损伤后，在临床上表现为表面不规则以及浅表点状角膜炎，紧邻伤口的受损细胞失去表面的微绒毛。损伤 1h 内其下的细胞开始变平，同时中间细胞和表面细胞的桥粒连接及糖原储备减少，表面即将发生移动。纤维粘连蛋白连同纤维蛋白原和纤维蛋白沉积于角膜表面，中性粒细胞由泪膜到达伤口，启动清除残余细胞的程序。损伤后 6h，上皮细胞开始以约 0.75mm/min 的速度向缺损部位移动来闭合伤口，同时远离伤口的基底细胞开始进行分裂。

2）上皮细胞移行功能：上皮细胞迁移的过程持续 15h，且非常活跃，前沿细胞将皱褶的伪足向前伸展，其活性取决于细胞骨架中的肌丝。当缺损封闭时，接触抑制信息终止细胞的移动以及细胞构型的改变，迁移的上皮细胞重新获得基底细胞的立方体形态[1]。

3）上皮细胞黏附与连接功能：如果上皮细胞基底膜保持完整，重新覆盖的上皮细胞可紧密地黏附在基底膜表面，并通过基底膜与前弹力层连接。在基底膜损伤的情况下，由短的、不连续的基底膜片段、半桥粒及支持纤维的新基底膜复合体在伤后 5~7 天开始重新形成[6]，根据基底膜受损的严重程度不同，其重建最长需要 6~8 周。其后各层细胞之间以及同一层细胞之间也会建立牢固的连接，形成完整的角膜上皮细胞屏障。

上皮的再生对于激活基质内的角膜细胞非常重要，在无上皮覆盖的情况下，角膜细胞不能转化为成纤维细胞。受损的上皮诱导中性粒细胞向受伤区域聚集，而中性粒细胞和单核细胞可以延迟上皮伤口愈合，炎症反应又进一步加重角膜上皮持续缺损。角膜上皮伤口愈合过程受到多种因素的影响，包括激素水平、多种生物活性因子调节和药物作用等。

4）生长因子对角膜上皮细胞功能的影响，已经证实在角膜上皮移行、修复过程中，多种细胞因子和生长因子都起到重要作用，其中包括表皮生长因子、碱性成纤维细胞生长因子、血小板源性生长因子等[7]。此外因为角膜上皮具有丰富的神经支配，神经生长因子和 P 物质等多肽也在角膜上皮损伤的愈合中起到重要作用[8]。

在病理环境下，角膜缘血管渗出的炎症细胞可以起到抗感染作用，但是炎症细胞同时释放基质金属蛋白酶，从而导致角膜基质溶解。如果角膜缘干细胞缺乏，角膜上皮损伤后将难以愈合，临床上表现为持续性上皮缺损，以及结膜上皮和表层新生血管向角膜增生。

三、泪膜的组成与功能

1. 泪膜的组成

（1）泪膜的分层：正常眼表面覆盖着一层泪膜，从内至外可分为黏蛋白层、水样层和脂质层。传统意义上认为，位于最表面的脂质层厚约 0.1μm（睑裂睁开时），中间水样层为 7μm 厚，最内侧则是 20～50nm 厚的黏蛋白层。

目前认为泪膜水样层与黏蛋白层之间没有明确的界限，形成一块以水为主的胶体。正常情况下，泪液的生成速率为 1μL/min，折射指数为 1.336。结膜囊内泪液体积为 7～10μL，角膜前表面泪膜约占 1μL。

（2）泪液的成分：泪液主要成分是水液，但是其中含有多种蛋白、酶及细胞因子等。泪液中清蛋白占蛋白总量的 60%，球蛋白和溶菌酶各占 20%。泪液中还含有 IgA、IgG 和 IgE 等免疫球蛋白，IgA 含量最多，由泪腺的浆细胞分泌。溶菌酶和 γ- 球蛋白，以及其他抗菌成分共同组成眼表的第一道防御屏障。泪液中 K^+、Na^+ 和 Cl^- 浓度高于血浆，泪液中还有少量葡萄糖（5mg/dL）和尿素（0.04mg/dL），其浓度随血液中葡萄糖和尿素水平变化发生相应改变。泪液 pH 值范围 7.2～7.4，平均 7.35，正常情况下泪液为等渗性，渗透压 295～309mOsm/L。

2. 泪液的分泌及其功能

（1）泪液的分泌：泪膜中间层为水液层，由主、副泪腺分泌，富含盐类和蛋白质。脂质层由睑板腺分泌，虽然睑板腺组织中富含神经纤维，但没有证据表明睑板腺的分泌是受神经支配的。睑板腺上既有雌激素受体又有雄激素受体，这些受体的存在提示性激素在睑板腺分泌方面具有调节功能，激素水平显著影响睑板腺的分泌。脂质层可减少泪液蒸发，保证闭睑时的水密状态。睑板腺功能障碍会引起泪膜不稳定。

黏蛋白层位于泪膜的最内侧，含多种糖蛋白，以前认为是由结膜的杯状细胞分泌产生。最近的研究进一步阐明，黏蛋白来自两个分泌系统，一部分黏蛋白来源于角膜和结膜上皮细胞，构成外层多糖蛋白质细胞相关层（MUC1）[9]；另一种含水量更高的黏蛋白（MUC5AC），则是由结膜杯状细胞产生 [10]。黏蛋白基底部分嵌入角、结膜上皮细胞的微绒毛之间，降低表面张力，使疏水的上皮细胞变为亲水，水液层能均匀涂布于眼表，维持湿润环境。黏蛋白也参与角结膜上皮的防御功能，抵抗病原微生物的黏附，当黏蛋白生成不足时，如化学伤和炎症破坏眼表细胞，即使有足够的水样泪液产生，也可发生角膜表面湿润不足，继发上皮损伤。

（2）泪液的功能：泪液主要功能为：

1）为角膜表面提供光滑的屈光介质；

2）湿润和保护角膜结膜上皮；

3）通过机械冲刷及内含的抗菌成分抑制微生物生长；

4）为角膜结膜提供氧气和所需的营养物质。

眼表感觉神经传入刺激腺体组织，调节泪腺和睑板腺产生各种因子。泪腺通过生成大量的蛋白质（生长因子、细胞因子和趋化因子），维持眼表上皮细胞的增殖、移行和分化，以及在眼表修复时上皮细胞的聚集，而泪膜是这一调节过程的纽带。因此泪腺、睑板腺、泪液排出系统和眼表形成一个完整的功能单位，对维持眼表细胞的健康起着协同和调节作用[11]。

（刘　慧　赵少贞）

参 考 文 献

1. C STEPHEN FOSTER，DIMITRI T AZAR，CLAES H DOHLMAN. Smolin and Thoft's the Cornea: Scientific Foundations & Clinical Practice. 4 ed. Philadelphia: Lippincott Williams & Wikins，1988.

2. C.STEPHEN FOSTER，DIMITRI T AZAR，CLAES H DOHLMAN. 角膜理论基础与临床实践. 李莹，译. 天津: 天津科技翻译出版公司，2007.

3. INATOMI T，SPURR-MICHAUD S，TISDALE AS，et al. Expression of secretory mucin genes by human conjunctival epithelia. Invest Ophthalmol Vis Sci，1996，37（8）：1684-1692.

4. HELLINE BPAZ，ANN S TISDALE，YUKITAKA DANJO，et al. The role of calcium in mucin packaging within goblet cells. Exp Eye Res，2003，77（1）：69-75.

5. L Y SAKAI，D R KEENE，N P MORRIS，et al. Type Ⅶ collagen is a major structural component of anchoring fibrils. J CELL BIOL，1986，103（4）：1577-1586.

6. KEENE DR，SAKAI LY，LUNSTRUM GP，et al. Type Ⅶ collagen forms an extended network of anchoring fibrils. J Cell Biol，1987，104（3）：611-621.

7. LU L，REINACH PS，KAO WW. Corneal epithelial wound healing. Exp Biol Med（Maywood），2001，226（7）：653-664.

8. LAMBIASE A，RAMA P，BONINI S，et al. Topical treatment with nerve growth factor for corneal neurotrophic ulcers. N Engl J Med，1998，338（17）：1174-1180.

9. T INATOMI，S SPURR-MICHAUD，TISDALE AS. Human corneal and conjunctival epithelia express MUC1 mucin. Invest Ophthalmol Vis Sci，1995，36（9）：1818-1827.

10. MCKENZIE R W，JUMBLATT J E，JUMBLATT M M，et al. Quantification of MUC2 and MUC5AC transcripts in human conjunctiva. Invest Ophthalmol Vis Sci，2000，41（3）：703-708.

11. STERN，ME，R W BEUERMAN，R I FOX，et al. The pathology of dry eye: the interaction between the ocular surface and lacrimal glands. Cornea，1998，17（6）：584-589.

第二章　眼部药代动力学

药物代谢动力学，简称药代动力学，是定量研究药物在生物体内吸收、分布和清除规律的学科，属于药理学的主要分支之一。眼部药代动力学主要研究眼局部或全身给药后，药物在眼部各组织的吸收、分布和清除的规律。

最常用的眼部给药途径是滴眼剂结膜囊内给药，其次为眼局部注射，主要包括：结膜下及筋膜下注射、球旁及球后注射、眼内注射，以及近年来研发的新型眼部给药系统；全身给药途径主要包括：口服，肌肉注射和静脉输注。

一般而言，全身给药和局部注射给药后，药物在眼部各组织的吸收、分布、清除的规律与全身其他组织器官类同，其药代动力学基本规律和计算方法亦相近；而滴眼剂眼局部给药途径，其眼部药代动力学有着特殊的规律[1]。

第一节　滴眼剂的药代动力学

一、滴眼剂药物的吸收

正常情况下，药物滴入结膜囊后，首先与泪液混合，并随泪液分布于整个眼表，之后经角膜途径和结膜 - 巩膜途径向眼内转运与吸收，影响滴眼剂药物眼内吸收的因素主要包括：

（一）泪液动力学

结膜囊内泪液呈动态更新状态，药物滴入结膜囊后，要先与泪液混合，其吸收、分布、排出均与泪液动力学密切相关，尤其是结膜囊内泪液的容量、分布及排出，是影响结膜囊内药物吸收的重要因素。

在正常生理状态下，泪液分泌量大约为 1μL/min，结膜囊内泪液容量约 7～10μL，角膜表面泪液量约占 1μL。除泪液外，通常结膜囊最多只能容纳 20μL 药液，而多余的药液则通过睑裂溢出眼外。值得提及的是，即便是已经在结膜囊内与泪液混合的药物，也只有约 10% 能被转运入眼内，而大部分药物将随泪液排入泪道系统，或经结膜血管吸收进入血液系统。

Shell 报告[2]，滴入结膜囊的约 80% 滴眼剂会随泪液进入泪道系统，后经鼻黏膜吸收入血，并不经消化系统的首过代谢过程（即灭活代谢），因而认为，滴眼剂吸收入血的药物剂量应视作经静脉注射药物的剂量。因此,滴眼剂点眼后,因吸收入血所导致的全身不良反应应引起临床足够关注,如局部用抗青光眼药物噻吗洛尔吸收入血后,可引起呼吸系统及心血管系统的不良反应,因此,对合并呼吸系统或心血管系统疾病的青光眼患者,噻吗洛尔滴眼剂应慎用或禁用。再如,眼科散瞳剂阿托品吸收入血后,可引起口干、心悸、皮肤干燥、潮红和便秘等全身副作用,过量吸收还可导致中枢神经系统症状,如呼吸加快、谵妄、幻觉等,尤其是儿童。

为避免或减少眼局部药物吸收入血所引起的全身副作用,应嘱患者滴眼药后闭眼,并压迫内眦区域 5～10min,以便显著减少药液的全身吸收。另外,选用眼用凝胶制剂,一方面可延长药物与眼表的接触时间,从而提高药物的眼部吸收,另一方面可减少到达鼻腔的药物量,或减慢药物进入鼻腔的速度,以减少其全身吸收。

值得关注的是,当患者泪液分泌不足,或泪液动力学异常,如干燥综合征、泪道阻塞等,泪液对滴入结膜囊的药物的稀释作用降低,导致眼表药物浓度相对增高,或泪液排出障碍导致药物在眼表滞留时间过长,均可增加药物眼表毒性的风险。因此,对于眼表有以上特殊情况的患者,滴眼剂的给药频次,以及选择的眼局部药物剂型均需给予个体化考虑。

(二)角膜结构特性对药物吸收的影响

角膜的五层组织结构中,上皮层与内皮层的细胞膜含有丰富脂质,易转运脂溶性、非极性的药物,而水溶性、极性药物则难以透过。角膜基质层占角膜厚度的 90% 左右,由胶原纤维、基质细胞、细胞外基质组成,水分含量丰富,生理状态下,易转运水溶性、极性药物,而非极性及脂溶性物质则难以透过。由于角膜基质内潜在空隙多,小分子药物通过扩散透过角膜基质的阻力相对较小。

当角膜受到损伤或发生病变时,药物进入眼内的转运速率将会随之发生改变,如角膜上皮缺损时,药物通透性会明显增加,尤其是水溶性、极性药物;角膜发生炎症、溃疡、感染,以及化学烧伤时,由于上皮层、基质,甚至内皮层的屏障作用遭到破坏,脂溶性与水溶性药物的通透性均会增加。

(三)药物结构和性质对药物吸收的影响

理论上,小分子量的水溶性物质和离子,主要通过角膜细胞间隙进入眼内。能够通过上皮细胞间隙的最大微粒直径范围是 10～25nm,而大于此直径的药物,其角膜通透性则受其本身化学结构、物理性质、药液浓度,以及溶媒特性等因素的影响。大分子水溶性物质,如青霉素、庆大霉素、链霉素及四环素的盐类等,难以通过正常完整的角膜渗透入眼内。但是,当角膜上皮缺损或病变时,这些药物的角膜通透性会明显增强。虽然非极性、脂溶性药物易于通过角膜上皮层,但是,在其抵达角膜上皮层之前,需先透过泪膜层,泪膜的水液层成为脂溶性物质进入角膜前的主要屏障。因此,具有双相溶解性(兼具水溶性和脂溶性)的药物具有更好的角膜通透性。

(四)滴眼剂配方对药物吸收的影响

为了提高某种药物的角膜通透性,制备滴眼剂时,往往会通过调整药液 pH 值、药物浓度及其黏滞度等方式,增加药物透入角膜的量,或延长其与眼表接触的时间。

1. pH 值　滴眼剂药物的角膜通透性高低,取决于其化合物的未解离型,而其解离型则决定了药物的稳定性。通常情况下,药物溶液的 pH 值越高,药物的未解离型分子越多,其角膜通透性越高;反之,溶液的 pH 值越低,药物的解离型分子越多,其角膜通透性越低,但其稳定性越高。另外,药物化合物的未解离型与解离型的比例,还受泪液环境 pH 值(泪液生理 pH 值为 7.2~7.4)的影响。

虽然通过调节滴眼剂的 pH 值,可以改变药物的角膜通透性,但是,滴眼剂的 pH 值调整要受两个因素的制约:一是 pH 值过低,或 pH 值过高均可导致眼表及泪腺的损伤;二是某些药物在溶液中保持稳定所需的 pH 值,与其获得最大组织渗透性的 pH 值往往不一致。

2. 药物浓度　对于以简单扩散方式通过角膜细胞间隙的药物,在一定范围内,增加溶液中药物浓度可增强其组织渗透性。

3. 溶液附加剂

(1)表面活性剂:表面活性剂的分子结构中,通常含有一个极性基(亲水性)和一个非极性基(亲脂性)。在滴眼剂中,通过加入表面活性剂,使药物具备了双向溶解性,从而可提高其角膜通透性。

滴眼剂中常用的表面活性剂有三种类型:阳离子型(如苯扎氯铵、苯扎溴铵)、阴离子型(气溶胶)及非离子型(吐温等)。需要强调的是,虽然阳离子型表面活性剂增强药物渗透性的作用最强,但是其对眼表的毒性及刺激性也最大;非离子型表面活性剂增强药物通透性的作用最弱,但是其对眼表的毒性及刺激性最小;而阴离子型表面活性剂则介于二者之间。

(2)黏性赋形剂:为延长药物在眼表停留时间,以增加药物的角膜通透性,滴眼剂中会加入某些黏性赋形剂,增加药液黏度。滴眼剂中常用的黏性赋形剂有甲基纤维素、羟丙基甲基纤维素和聚乙烯醇等。

滴眼剂药物进入结膜囊后,除了经角膜途径吸收,还会有少量药物通过结膜-巩膜途径吸收进入眼内,尤其是对角膜通透性较低的生物大分子或水溶性药物,该途径可成为其主要眼内吸收途径。药物经结膜-巩膜吸收入眼内的途径主要有两种:①通过巩膜扩散,进入角膜、虹膜及睫状体;②经结膜及结膜下血管吸收,运输至虹膜、睫状体。

二、滴眼剂药物的分布与排出

1. 滴眼剂药物的分布　滴眼剂药物经角结膜及巩膜途径吸收后，其分布主要在眼前节组织内，如结膜、角膜、巩膜、房水，其次为虹膜、睫状体。由于晶状体囊膜和玻璃体前界膜的屏障作用，大部分滴眼剂药物难以进入晶状体及眼后节组织。因此，对于眼后节疾病，如眼内炎、后部葡萄膜炎等，单纯通过滴眼剂给药，难以迅速控制病情，其治疗效果往往不佳。

2. 滴眼剂药物从眼部的排出　滴入结膜囊的滴眼剂，只有小部分能转运入眼内（约 10%），其余药物一部分通过睑裂溢出眼外，一部分随泪液自泪道系统排出。进入前房的药物，大部分原型药物或其代谢产物会随房水循环，经巩膜静脉窦进入血流，或可通过虹膜根部，以及脉络膜上腔经葡萄膜 - 巩膜途径排出，少数可透入睫状体、视网膜、脉络膜等组织内的药物，会经主动转运进入血液循环。

第二节　结膜下及筋膜下注射药物的药代动力学

一、结膜下注射

（一）药物的吸收

结膜下注射是眼科常用给药途径之一。结膜下注射后，大量药物经巩膜扩散渗透入眼内，其吸收过程大体分为两步：第一步，药液在注射部位的巩膜内渗透扩散；第二步，从巩膜进入眼前节或后节。

由于巩膜组织较角膜具有更高的渗透性，而且药物在巩膜的渗透性并不依赖其亲脂性[3,4]，即使是蛋白质大分子，也可通过巩膜渗透[5]。另外，结膜下注射的给药途径，可避免泪液动力学因素对药物吸收的影响，因此，对一些角膜通透性较弱的生物大分子或水溶性药物，结膜下注射可获得较高的前房内药物浓度。此外，部分药物还可通过巩膜扩散至晶状体及前部玻璃体。特别需要注意的是，一些刺激性较强或对局部组织毒性较高的药物，如丝裂霉素，不宜用结膜下注射方式给药，以避免药物对眼组织的损伤。

（二）结膜下注射药物的眼内分布

1. 结膜下注射药物的分布　结膜下注射的药物主要分布到以下眼内各组织：

（1）扩散进入角膜基质层，通过角膜内皮和房角进入前房；

（2）进入虹膜基质，经由虹膜前表面进入前房；

（3）进入睫状体基质，进而进入新分泌的房水内；

（4）进入玻璃体（自睫状体平坦部），进而向眼前节或眼后节扩散。

2. 结膜下注射药物的眼部排出　结膜下注射药物，除仅有一小部分药液从注射针孔处反流入结膜囊外，大部分药物被吸收进入眼内，其在眼内排出过程与滴眼剂排出过程基本类同。

二、球筋膜下注射

球筋膜位于球结膜与巩膜之间，除在近角膜缘 1～2mm 处与巩膜紧密黏着外，其他部分与巩膜表面分开，两者之间有一潜在间隙。当药物直接注射于此间隙内（球筋膜下间隙），由于直接接触巩膜，相比结膜下注射方式，药物更易经巩膜直接吸收入眼，从而获得更高眼内浓度。该途径给药的药物分布及排出与结膜下注射途径基本一致。

第三节 其他给药途径的药代动力学

一、球旁注射及球后注射

（一）药物的吸收

球旁注射及球后注射是眼科麻醉常用给药途径。另外，对于部分眼内炎症性疾病及眼底眼神经疾病，如后部葡萄膜炎、视网膜黄斑水肿及视神经炎等，临床治疗也经常采用这两种途径给药。

球旁注射是经皮肤或结膜，将药液注射到眼球赤道部周围间隙；球后注射则是经皮肤或结膜，将药液注射到眼球后部肌圆锥内。这两种给药途径的药物吸收与球筋膜下注射后药物吸收方式类似，也主要是经巩膜吸收入眼内。同时，药物也可扩散入血管，如睫状前动脉、睫状后短动脉，经血运到达眼内。

球旁注射及球后注射途径给药，药物主要分布于眼球中后部的脉络膜、视网膜及视神经，因此，对于中后部葡萄膜炎、黄斑水肿、视神经炎等疾病可发挥更直接的作用。但是，由于玻璃体膜及晶状体囊膜的屏障作用，球旁注射及球后注射给药，药物难以进入玻璃体和晶状体内。

（二）药物的排出

球旁注射及球后注射后药物的眼部排出与结膜下注射途径基本一致。

二、玻璃体腔注射

（一）药物的吸收与分布

由于眼睛存在血-眼屏障、角膜屏障、晶状体囊膜、玻璃体膜等诸多生理性屏障，对于眼后节的严重或急性疾病，如感染性眼内炎、增殖性玻璃体视网膜病变等，经局部点眼、结膜下注射、球旁注射及球后注射，以及全身给药等途径，药物均难以于短时间内，在玻璃体及视网膜内达到较高药物浓度，从而影响药物快速发挥治疗作用。玻璃体腔注射药物可以满足对眼后节病变的快速控制的临床需求，因此，已被广泛用于视网膜疾病及眼内炎的治疗。

通过玻璃体注射给药的方式提供了药物直接作用于玻璃体与视网膜的可能性，譬如曲安奈德（triamcinolone acetonide，TA）及抗 VEGF（vascular endothelial growth factor，血管内皮生长因子），玻璃体内注射，可有效治疗脉络膜及视网膜新生血管性病变和视网膜中央静脉阻塞等相关的黄斑水肿[6]。

药物经睫状体平坦部的巩膜壁注射进入玻璃体腔后，除微量药液自注射针孔回流至结膜下及结膜囊内，绝大部分药物被玻璃体组织吸收。玻璃体注药后，除了分布于玻璃体组织内，还可向后直接扩散至视网膜，向前通过玻璃体前周边部扩散进入后房，随房水循环进入前房。然而，由于视网膜色素上皮屏障的阻碍，玻璃体内注射的药物难以通过视网膜色素上皮屏障到达脉络膜。小分子药物能在玻璃体内快速弥散，但大分子药物，尤其是带有正电荷的药物分子，其扩散则会受到较大的限制[7]。除此之外，伴随眼球活动造成玻璃体腔内的弥散对流作用也对药物的分布起到了重要作用[8]。

（二）药物的排出

玻璃体内注射后药物的排出主要通过前后两条通路进行。一是前通路：药物通过玻璃体向前扩散至后房，而后通过房水循环及葡萄膜血流被清除，所有的复合物均可由此通路清除；二是后通路：药物通过被动渗透（多为小分子、亲脂性药物）或主动转运方式，最终通过后部的血-眼屏障被清除。因此通常认为，大分子量及亲水性的性质能够延长药物在玻璃体内的生物半衰期[9]。

三、全 身 给 药

眼部的许多疾病与全身机能状态密切相关，全身给药后，药物均是通过血液循环到达眼部发挥作用。

（一）药物的眼部吸收

全身给药后，包括口服及注射用药，药物通过血液循环到达眼部组织。药物可经结膜及其深层血管到达眼表组织；经角巩膜缘血管网进入角膜及房水；经虹膜、睫状体毛细血管进入房水；经脉络膜、视网膜毛细血管到达视网膜及玻璃体内。

全身给药后，其眼部的药物吸收受诸多因素影响，主要包括：

1. 生物利用度 全身给药（主要是口服）的生物利用度主要用来表示某种药物被吸收进入血液循环的性能，主要包括药物的吸收速率和最终被吸收的剂量。吸收速率快，吸收量大的药物，血药浓度就高，进入眼内的药浓度亦高，反之则低。例如，临床中常用的抗病毒药物伐昔洛韦，是阿昔洛韦的前体药物，口服后吸收迅速，并在体内很快转化为阿昔洛韦，发挥抗病毒作用，因其生物利用度较阿昔洛韦显著增高，因此，在治疗眼带状疱疹时，早期每日口服剂量仅为阿昔洛韦的 1/6 左右。

2. 血清蛋白结合率　某些药物进入血液循环后,可与血清蛋白结合,形成药物 - 血清蛋白复合物,该复合物分子量大,不易透过毛细血管壁,因而很难到达眼部组织内。正常条件下,药物与血清蛋白的结合在血液循环当中呈动态平衡,当游离型药物通过毛细血管壁进入组织后,血液中药物浓度降低,此时,药物 - 血清蛋白复合物可不断解离释放出游离型药物,保证药物向组织内分布。但如果药物 - 血清蛋白复合物的结合力很强,就不能很好发挥上述作用,药物在眼内的通透性也随之降低。

3. 血 - 眼屏障　全身给药后,进入血液循环的药物还需通过血 - 眼屏障进入眼内。构成此屏障的解剖部位见表 2-3-1。药物穿透这些屏障的能力取决于药物的脂溶性,而非脂溶性药物则需通过屏障的孔道才能进入眼内,其通透性受药物分子量大小的影响。

表 2-3-1　血 - 眼屏障的解剖构成

前屏障(血 - 房水屏障)	后屏障(血 - 视网膜屏障)
虹膜毛细血管内皮细胞间的细胞连接丛	视网膜毛细血管内皮细胞及细胞间连接(包括粘连小带、闭锁小带)
睫状突无色素上皮细胞间的紧密连接	视网膜色素上皮细胞及细胞间连接(包括缝隙连接、闭锁小带、粘连小带) Bruch 膜

(二)药物的眼部分布

全身给药后,药物到达眼部后,主要分布在血流量丰富的组织中,如结膜、虹膜、睫状体、脉络膜和视网膜等。视网膜组织血流量非常丰富,且对药物极为敏感,因此,药物易在此浓集而导致对视网膜的损害;角膜、晶状体及玻璃体为无血管组织,故全身给药后,需借助房水中药物的扩散才能进入这些组织。此外,药物还可经角巩膜缘毛细血管网的扩散进入角膜组织。

(三)药物的眼部排出

进入眼内的药物大部分随房水循环,经巩膜静脉窦进入血流;部分药物还可通过虹膜根部及脉络膜上腔,经葡萄膜 - 巩膜途径排出;少数药物在睫状体、脉络膜和视网膜等组织内,可经主动转运返回血液循环。

四、新型眼部给药系统

(一)传统给药途径的局限性

1. 目前临床最常用的给药途径— —滴眼剂具有药物剂型制备容易、使用方便等优点,但是,其药物易受泪液稀释、泪道排出等影响,导致药物的生物利用度低、作用时间短。如果一味提高药物浓度,或增加点眼频次易产生眼表毒性反应。同时,绝大多数滴眼剂点眼难以抵达眼后节,对于眼后节疾病难以发挥有效治疗作用。

2. 全身用药受药物首过效应、血 - 眼屏障的影响,降低药物在眼组织内的生物利用度,同时面临药物全身毒副作用。

3. 局部注射虽避免了全身用药产生的毒副作用,但是均为有创操作。

近年来,为了提高眼部药物的生物利用度,延长药物作用时间,降低药物局部及全身毒副作用,各种新型眼部给药系统的研发成为眼科给药途径研究的热点。

(二)新型眼部给药系统

1. 纳米给药系统

(1)纳米混悬制剂:纳米混悬制剂是将低水溶性药物通过表面活化剂的作用,形成稳定的亚微细粒的胶体分散形式[10]。纳米混悬制剂通常利用高聚合物树脂等胶体作为载体,增进药物的可溶性及生物利用度。相比较微乳化液制剂,纳米混悬制剂具有刺激性更小的特点。

纳米混悬制剂能够有效产生持续的药物缓释作用,并能够在较长时间内维持较高的药物有效浓度。新近的研究表明,通过高聚合物树脂外包形成纳米混悬制剂后,氯克罗孟在眼局部应用时生物利用度显著提高[11]。

(2)纳米微粒:纳米微粒是直径小于 1μm 的物质颗粒,包裹各类可生物降解或不可生物降解的聚合物,如脂类、磷脂,甚至金属[12]。近期研究发现,纳米微粒混悬制剂在玻璃体腔内注射后,可以看到有完整的纳米微粒药物向视网膜色素细胞的迁移现象[13]。这种迁移现象可能与内界膜的破坏及非特异性视网膜小胶质细胞的活动有关。在眼局部炎症条件下,这种迁移机制可能对于眼后节疾病的诊断和治疗有重要意义。

研究证实,纳米微粒在眼组织内的吸收和分布,取决于颗粒大小。通过对兔眼模型的玻璃体内注射荧光纳米微粒,观察其动力学效应发现,直径小于 200nm 的纳米球结构,不仅能够分布至小梁网和玻璃体腔,还能够进入视网膜细胞[14]。

近期 Kompella 等利用 SD 大鼠模型,将不同直径大小的纳米微粒注射在眼周,结果发现药物在眼局部的分布受到血淋巴回流的影响,虽然直径 20nm 的纳米微粒有很小一部分能够通过巩膜结构,但是无法继续通过脉络膜及视网膜上皮细胞屏障,而对 SD 大鼠动物模型的病理学检查发现,眼组织内有高浓度的直径更小的纳米微粒浓集,由此作者推论,在眼周注射区域的血淋巴生理屏障缺失的条件下,选择一种理想直径的纳米微粒制剂,能够以眼周注射的方式治疗眼后节疾病。

2. 基因转导技术　人类基因组 DNA 水平的多态性研究主要经历了三大阶段：第一阶段是 Botstein 在 1980 年提出的限制性片段长度多态性标记；第二阶段是 DNA 重复序列的多态性；第三阶段是在 1996 年 Lander 提出的单核苷酸多态性，指基因组水平上由单个核苷酸变异所引起的 DNA 序列多态性。

（1）以病毒为载体的基因治疗：近年来，将核酸导入眼部特异性的区域，进行基因靶向治疗成为眼科基因治疗研究的重点。然而，生物高分子量、表面电荷、药物的可溶性，以及眼部组织固有的屏障作用等问题，是目前眼部基因治疗研究需要攻克的难题。在基因给药系统中，主要是利用病毒作为载体，然而病毒本身的免疫原性、生物安全性，以及可能的在局部组织的潜伏性均为亟待解决的问题[15, 16]。另外，如何令导入的基因达到较高的转染效率也需要进行深入的探索。

（2）非病毒载体的基因治疗：在非病毒载体的基因治疗方面，主要的三大手段是：裸 DNA（无载体或脂质体的 DNA 链）投递、遗传物质的矢量化技术，以及化学处理法。Bloquel 等尝试了利用前房内注射、角膜内注射、结膜下注射和玻璃体内注射的手段，进行裸 DNA 的投递[17]。同时他们也描述了利用物理方法如基因枪，电子传递，离子电渗法及超声法进行基因转导的可能性。

（杨瑞波）

参 考 文 献

1. 陈祖基. 眼科临床药理学. 2 版. 北京：化学工业出版社，2011.

2. SHELL J W. Pharmacokinetics of topically applied ophthalmic drugs. Surv Ophthalmol，1982，26（4）：207-218.

3. DE CAMPOS A M，SANCHEZ A，GREF R，et al. The effect of a PEG versus a chitosan coating on the interaction of drug colloidal carriers with the ocular mucosa. Eur J Pharm Sci，2003，20（1）：73-81.

4. PITKANEN L，RANTA V P，MOILANEN H，et al. Permeability of retinal pigment epithelium：effects of permeant molecular weight and lipophilicity. Invest Ophthalmol Vis Sci，2005，46（2）：641-646.

5. PITKANEN L，RUPONEN M，NIEMINEN J，et al. Vitreous is a barrier in nonviral gene transfer by cationic lipids and polymers. Pharm Res，2003，20（4）：576-583.

6. CAVALLI R，GASCO M R，CHETONI P，et al. Solid lipid nanoparticles（SLN）as ocular delivery system for tobramycin. Int J Pharm，2002，238（1-2）：241-245.

7. IRACHE J M，MERODIO M，ARNEDO A，et al. Albumin nanoparticles for the intravitreal delivery of anticytomegaloviral drugs. Mini Rev Med Chem，2005，5（3）：293-305.

8. PARK J, BUNGAY P M, LUTZ R J, et al. Evaluation of coupled convective-diffusive transport of drugs administered by intravitreal injection and controlled release implant. J Control Release, 2005, 105 (3): 279-295.

9. HORNOF M, TOROPAINEN E, URTTI A. Cell culture models of the ocular barriers. Eur J Pharm Biopharm, 2005, 60 (2): 207-225.

10. GAUDANA R, JWALA J, BODDU S H, et al. Recent perspectives in ocular drug delivery. Pharm Res, 2009, 26 (5): 1197-1216.

11. PIGNATELLO R, RICUPERO N, BUCOLO C, et al. Preparation and characterization of Eudragit Retard nanosuspensions for the ocular delivery of cloricromene. AAPS PharmSciTech, 2006, 7 (1): E192-E198.

12. SAHOO S K, DILNAWAZ F, KRISHNAKUMAR S. Nanotechnology in ocular drug delivery. Drug Discov Today, 2008, 13 (3-4): 144-151.

13. BOURGES J L, GAUTIER S E, DELIE F, et al. Ocular drug delivery targeting the retina and retinal pigment epithelium using polylactide nanoparticles. Invest Ophthalmol Vis Sci, 2003, 44 (8): 3562-3569.

14. SAKURAI E, OZEKI H, KUNOU N, et al. Effect of particle size of polymeric nanospheres on intravitreal kinetics. Ophthalmic Res, 2001, 33 (1): 31-36.

15. JOOSS K, CHIRMULE N. Immunity to adenovirus and adeno-associated viral vectors: implications for gene therapy. Gene Ther, 2003, 10 (11): 955-963.

16. PROVOST N, LE MEUR G, WEBER M, et al. Biodistribution of rAAV vectors following intraocular administration: evidence for the presence and persistence of vector DNA in the optic nerve and in the brain. Mol Ther, 2005, 11 (2): 275-283.

17. BLOQUEL C, BOURGES J E, BERDUGO M, et al. Non-viral ocular gene therapy: potential ocular therapeutic avenues. Advanced Drug Delivery Reviews, 2006, 58 (11): 1224-1242.

第三章 药源性角结膜病变的发生机制

药物导致角结膜病变的机制主要包括药物（药物本身、防腐剂和其他添加剂）的毒性作用、药物导致的免疫反应和过敏反应，以及药物的致畸与致突变作用。

对于眼局部药物导致的角结膜病变，其发生机制主要涉及药物毒性以及免疫和过敏反应，而致畸和致突变作用极少发生。

第一节 药物的毒性作用机制

一、药物本身对眼表的毒性作用机制

（一）药物对泪膜稳定性的影响

泪膜的稳定性不仅与干眼的发生和发展密切相关，而且也是角膜上皮结构和功能完整性的保障。眼局部制剂滴入眼表后，首先与泪液混合，药物的成分、赋形剂和防腐剂，以及酸碱度、渗透压等都会不同程度地通过干扰泪液各层成分而直接影响泪膜稳定性，或通过长期影响眼表组织结构而间接影响泪膜的稳定性。譬如，抗青光眼药物中的噻吗洛尔、溴莫尼定和布林佐胺滴眼液等，在滴眼2个月后，即可导致患者泪膜稳定性降低；滴眼至3个月时，泪膜的稳定性会进一步被破坏，从而导致角结膜上皮损伤[1]。β受体阻滞剂还会引起结膜杯状细胞密度下降，角膜上皮细胞膜微绒毛结构破坏，进而影响泪膜的稳定性，形成恶性循环；β受体阻滞剂还可影响泪腺的分泌功能，缩短泪膜破裂时间[2]。

眼局部麻醉剂可降低眼表知觉、减少水性泪液的分泌、破坏上皮细胞膜的微绒毛、影响泪液中黏蛋白与微绒毛结合，以及减少瞬目次数，加速泪液的蒸发[3]，最终影响泪膜稳定性导致干眼和角膜上皮细胞损伤。

（二）药物对结膜的毒性作用

1. 诱导眼表炎性因子表达与分泌 长期使用多种抗青光眼药物，结膜上皮细胞中炎性因子，如人类白细胞抗原-DR、白细胞介素-6，以及白细胞介素-8的表达增加；结膜上皮细胞的两种趋化因子受体（chemokine receptors 5，CCR5；chemokine receptors4，CCR4）与免疫相关标记物和介质的表达也明显增加[4]。

药物对结膜的毒性作用在临床可表现为：结膜充血、结膜乳头形成、滤泡增生（图3-1-1，图3-1-2）、结膜增厚，以及结膜瘢痕形成。

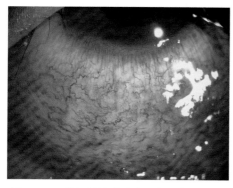 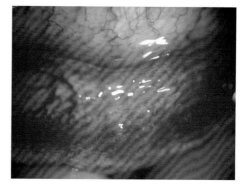

图3-1-1 药源性结膜病变，球结膜充血++　　图3-1-2 药源性结膜病变下睑结膜充血，滤泡增生

2. 导致结膜上皮细胞鳞状化生及成纤维细胞增生　滴眼剂可诱导结膜炎性反应，表现为淋巴细胞、巨噬细胞、成纤维细胞浸润，结膜下组织的纤维化、结膜上皮下胶原密度增加、细胞外基质减少，以及抗基质金属蛋白酶和抗过敏蛋白表达上调[5]。

3. 抑制结膜杯状细胞功能　抗青光眼药物中的β-受体阻滞剂，可作用于结膜杯状细胞的β-受体，导致杯状细胞合成黏蛋白功能下降。卡巴胆碱可以通过激活表皮生长因子受体的酪氨酸磷酸化通路，激活丝裂原活化蛋白激酶，从而降低结膜杯状细胞分泌功能。

（三）药物对角膜的毒性作用

1. 对角膜上皮的直接毒性　长期点用滴眼剂可以对角膜上皮产生直接毒性作用，其作用机制可能与引起角膜表层上皮细胞密度降低、基底细胞的密度增高、角膜上皮细胞膜的微绒毛结构及细胞间的紧密连接破坏，以及角膜基质细胞活化，从而导致角膜上皮表层细胞膜的通透性增加，导致屏障功能障碍有关[6, 7]。2%毛果芸香碱与角膜上皮细胞接触20min即可导致上皮细胞微绒毛减少以及细胞膜皱缩[7]。

典型临床表现为：弥漫性浅层点状角膜上皮病变。早期角膜上皮呈细小点状混浊，无明显的眼部刺激征，随着用药时间延长，药物毒性作用加重，角膜上皮会出现多发性点状糜烂（图3-1-3）、上皮细胞水肿，进而发展为假树枝状角膜溃疡（图3-1-4，图3-1-5），严重者甚至可引起角膜溶解与穿孔，从而严重影响视功能。

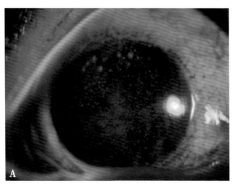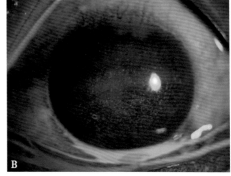

图 3-1-3　双眼药源性角膜上皮病变

角膜上皮弥漫性点状糜烂,荧光素染色 +,A. 右眼;B. 左眼。

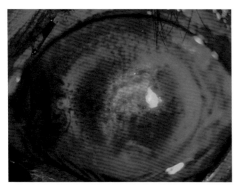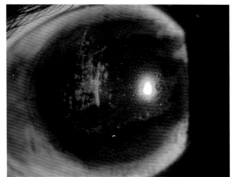

图 3-1-4　药源性角膜上皮病变　　　　　图 3-1-5　药源性角膜上皮病变

角膜上皮呈假树枝状溃疡,荧光素染色 +。　　角膜上皮呈假树枝状溃疡,荧光素染色 +。

2. 对角膜代谢及细胞因子表达的影响

（1）影响细胞代谢：长期使用抗病毒药物会影响角膜组织的正常代谢,其机制可能与抗病毒药物在组织细胞内发生磷酸化,进而抑制角膜上皮细胞增殖有关。非甾体抗炎药抑制角膜上皮细胞增殖,其发生机制可能与花生四烯酸的代谢途径有关。

（2）影响细胞因子表达：糖皮质激素滴眼液引起眼表毒性的机制相当复杂。可能包括：影响细胞水通道蛋白表达、改变细胞骨架结构、抑制细胞表面糖皮质激素 p 受体表达,以及降低表皮生长因子表达等[8]。糖皮质激素可通过抑制神经生长因子（NGF）和肿瘤调控因子受体超家族 11b（TNFRSF11b）的 mRNA 的表达,从而降低 NGF 和 TNFRSF11b 对于角膜上皮修复的促进作用,抑制角膜创伤边缘细胞的迁移，导致角膜创伤愈合延迟。此外，糖皮质激素还通过抑制脑神经元影响因子对角膜神经的营养作用，从而抑制角膜上皮创伤的愈合[9]。

泼尼松龙为眼科临床上常用的合成糖皮质激素，1% 泼尼松龙滴眼液能够诱导角膜上皮细胞中线粒体内活性氧、半胱氨酸蛋白酶 -3，以及半胱氨酸蛋白酶 -9 的产生增多，并且可通过激活糖皮质激素受体以及内源性细胞凋亡途径，诱发角膜上皮细胞的凋亡[10]。

3. 对亚细胞结构的影响　眼局部麻醉剂通过中断微丝的胞浆运动，破坏角膜上皮细胞膜的微绒毛，从而抑制角膜上皮细胞的移行，导致角膜上皮修复功能障碍，进而引起角膜基质浸润、水肿及溶解，以及内皮细胞呈多形性，局灶性内皮细胞坏死缺失和细胞异常增大。

眼局部抗过敏药物可以影响角膜上皮细胞活性，且具有时间和浓度依赖性[11]，在药物作用下，角膜上皮细胞出现微绒毛丢失、胞质空泡，以及细胞核浓缩现象。

4. 抑制蛋白合成与促进角膜细胞凋亡　氨基糖苷类抗生素可非选择性地抑制细胞蛋白合成[12]，从而引起角膜细胞膜损伤，导致细胞增殖能力下降，以及使正常角膜细胞形态发生变化。氟喹诺酮类则会通过干扰线粒体 DNA 合成，引起角膜基质细胞的凋亡[13]。

5. 引发角膜组织溶解　氟喹诺酮类可促进角膜基质金属蛋白酶的表达，从而增加角膜穿孔的风险[13]；非甾体抗炎药通过选择性阻断花生四烯酸的环氧化酶代谢途径，使未被代谢的花生四烯酸分流到脂氧合酶代谢通路中[14]，产生多量导致中性粒细胞趋化、血管收缩和血管通透性增加的炎症趋化因子，譬如白三烯和过氧化烟酸等，最终加重角膜组织内中性粒细胞的浸润。另外，非甾体抗炎药还可能通过对环氧化酶的抑制，以及促进基质金属蛋白酶表达，直接导致角膜组织的损伤。

6. 药物在角膜组织内的沉积　氧氟沙星、诺氟沙星和环丙沙星能通过沉积于角膜细胞内，引起细胞损伤，而且滴眼剂和药膏均在角膜细胞内沉积。沉积在组织内的药物能降低细胞增殖率，并导致细胞结构破坏。滴眼剂的频繁滴眼、泪液产生减少，角膜知觉下降，以及不完全眨眼引起的药物和泪液混合不充分等原因，均可影响角膜组织内药物的浓度，以及药物在泪液中的溶解度，从而引起药物在角膜细胞内沉积[15]。

沉积的药物在细胞内主要为分散分布的结晶针样物质，长度约 183μm，主要成分为具有药物活性的氟喹诺酮类药物。大量的细胞内沉积物质可阻止角膜溃疡的修复，沉积的药物能引起角膜上皮细胞在溃疡边缘堆积，难以向溃疡中央区移行，只有当沉积物溶解后，角膜溃疡才能得以修复[16]。此外，沉积的药物可直接导致角膜上皮细胞形态的改变，以及引起细胞死亡[17]。

角膜药物结晶样沉积常见于环丙沙星和诺氟沙星，而氧氟沙星相对少见；第四代氟喹诺酮类药物，如加替沙星，也可导致角膜上皮和角膜基质结晶样药物沉积[16]。Mitra[15]报道了6例因使用氧氟沙星治疗角膜炎，引起的药物在角膜表面沉积的病例，并发现当角膜溃疡存在时，某些氟喹诺酮类药物的沉积会加重药物的毒性作用。

二、滴眼剂中防腐剂的毒性作用

（一）滴眼剂中防腐剂种类

防腐剂是一类防止或限制微生物生长与繁殖的化学药品，其主要作用是防止药剂的微生物污染，从而保证药剂质量。眼科滴眼剂中应用的防腐剂均为化学制剂，具有杀灭进入滴眼剂的微生物的作用，或具有抑制滴眼剂内微生物生长的作用。

根据化学成分，防腐剂可分为4类：

1. 季铵盐类　主要包括：溴化十六烷基三甲胺、苯扎氯铵（benzalkonium chloride，BAK）、氯化十六烷基吡啶。

2. 汞剂类　主要包括：硫柳汞、硝酸苯汞。

3. 醇类　主要包括：氯丁醇、苯乙基醇。

4. 其他类　包括：亚硫酸氢钠、山梨酸、洗必泰（氯己定）。

眼科滴眼剂中应用的防腐剂约有十余种，其中常用的为：苯扎氯铵、氯化十六烷基吡啶和氯己定。

大量研究证实，滴眼剂中防腐剂的使用虽然能杀灭致病微生物，但是当不合理使用滴眼剂时，也会造成眼局部组织损伤，其临床主要表现为：泪膜不稳定、眼表炎症、角膜新生血管生成、角膜屏障功能破坏和角膜神经损伤等。

（二）防腐剂的毒性作用

1. 破坏泪膜稳定性[18]

（1）损伤角膜上皮细胞微绒毛：防腐剂可破坏角膜上皮细胞膜的微绒毛，降低泪液黏蛋白层与上皮细胞层表面的黏附性，从而导致泪膜稳定性下降。

（2）损伤结膜杯状细胞：防腐剂可使结膜杯状细胞密度降低，黏蛋白分泌量减少[19]。

（3）破坏泪液脂质层：防腐剂多为表面活性剂，可破坏泪液脂质层，加速泪液蒸发。

2. 破坏角膜上皮屏障功能

（1）破坏角膜上皮细胞间紧密连接：角膜上皮细胞间的紧密连接和角膜上皮细胞的完整性确保了角膜上皮的屏障功能，而防腐剂通过破坏角膜上皮细胞间的连接蛋白（如跨膜蛋白），或引起角膜上皮细胞膜通透性改变，从而造成细胞紧密连接开放，最终导致角膜上皮层通透性增加[20]。

（2）直接损伤角膜上皮细胞：BAK 能够加速细胞内 ATP 的消耗，导致角膜上皮细胞的脱落，以及引起细胞骨架收缩等。体外观察发现，BAK 对角膜上皮细胞产生时间及剂量依赖性损伤，0.007% BAK 可在 2min 内，导致 50% 体外培养的角膜上皮细胞溶解，而滴眼剂中常用的 BAK 浓度为 0.004%～0.010%[21]。

第二节 药物引发的过敏及免疫反应

一、Ⅱ型超敏反应

Ⅱ型超敏反应是由 IgG 或 IgM 抗体与靶细胞表面相应抗原结合，引起的以细胞溶解或组织损伤为主的病理免疫反应。药物（如局部麻醉剂等）可通过影响角膜上皮细胞间的紧密连接，造成角膜组织自身抗原的暴露，诱发抗原 - 抗体免疫反应，引起角膜上皮病变，进一步破坏角膜基质组织，导致角膜变薄及瘢痕化。

二、Ⅳ型超敏反应

Ⅳ型超敏反应（迟发性超敏反应）是一种由特异性致敏效应 T 细胞介导的细胞免疫应答类型的病理免疫反应。眼局部药物引起的角膜、结膜过敏反应，多以此类型为主。长期局部应用抗青光眼药物，或局部应用抗生素，可引起眼表的过敏反应，临床表现以过敏性结膜炎为主（图 3-2-1，图 3-2-2），少数患者可伴有角膜病变。

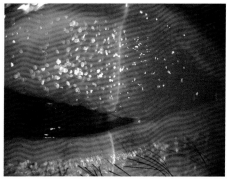

图 3-2-1 药源性结膜病变
可见上睑结膜明显充血，上睑结膜乳头滤泡。

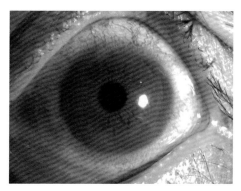

图 3-2-2 药源性结膜病变
球结膜充血。

第三节　药物的致畸性及致癌性

虽然，眼科局部用药的致畸性和致癌性罕有报道，但是，与之相同种类的全身药物在应用时，可能具有致畸性及致癌性，希望引起眼科医生的关注。详见表 3-3-1。

表 3-3-1　部分全身用药的致畸性或致癌性

药物种类	致畸性或致癌性
氨基糖苷类抗生素（如庆大霉素）	易通过胎盘，脐血药物浓度明显升高，对孕妇及胎儿有一定的危害（肾毒性和听力受损）
氟喹诺酮类	对骨和软骨有很强的亲和力，可引起动物不可逆的关节损害，或影响胎儿的软骨发育
硝基咪唑类	动物实验发现其存在致癌性，但有显示，1 700 例早孕妇女应用后未增加畸胎率[22]
抗病毒类	阿昔洛韦及更昔洛韦等有一定的致畸风险
抗真菌类	大剂量氟康唑可致动物胎儿畸形，但尚无人类孕期致畸报道
非甾体抗炎药	有一定的致畸风险
糖皮质激素类	孕期大剂量的糖皮质激素可导致胎儿腭裂
氯霉素	血液系统：最严重是诱发再生障碍性贫血，多在用药后 2～8 周发生，病死率超过 50%

（黄　悦　赵少贞）

参 考 文 献

1. CUNHA DA, CARNEIRO EM, ALVES MDE C, et al. Insulin secretion by rat lacrimal glands: effects of systemic and local variables. Am J Physiol Endocrinol Metab, 2005, 289(5): 768-775.

2. BONOMI L, ZAVARISE G, NOYA E, et al. Effects of timolol maleate on tear flow in human eyes. Albrecht von Graefes Arch Klin Exp Ophthalmol, 1980, 213(1): 19-22.

3. YENIAD B, CANTURK S, ESIN OZDEMIR F, et al. Toxic keratopathy due to abuse of topical anesthetic drugs. Cutaneous and ocular toxicology, 2010, 29(2): 105-109.

4. BAUDOUIN C, LIANG H, HAMARD P, et al. The ocular surface of glaucoma patients treated over the long term expresses inflammatory markers related to both T-helper 1 and T-helper 2 pathways. Ophthalmology, 2008, 115(1): 109-115.

5. BENSOUSSAN L, BLONDIN C, BAUDOUIN C, et al. Flow cytometric analysis of HLA-DR, IL-6 and IL-8 expression by conjunctival epithelial cells from patients with prolonged topical antiglaucoma treatments. J Fr Ophtalmol, 2003, 26(8): 782-789.

6. KIMAKURA M, USUI T, YOKOO S, et al. Toxicity of topical antifungal agents to stratified human cultivated corneal epithelial sheets. J Ocul Pharmacol Ther, 2014, 30(10): 810-814.

7. 毛真, 刘杏, 钟毅敏, 等. 短期局部应用抗青光眼药物对眼表影响的前瞻性研究. 眼科, 2009, 18(1): 46-50.

8. 王康, 王强. 糖皮质激素性青光眼的研究进展. 滨州医学院学报, 2011, 34(4): 305-307.

9. KADMIEL M, JANOSHAZI A, XU X, et al. Glucocorticoid action in human corneal epithelial cells establishes roles for corticosteroids in wound healing and barrier function of the eye. Exp Eye Res, 2016, 152: 10-33.

10. RYU JS, KO JH, KIM MK, et al. Prednisolone induces apoptosis in corneal epithelial cells through the intrinsic pathway. Sci Rep, 2017, 7(1): 4135.

11. BAUDOUIN C, LIANG H, BREMOND-GIGNAC D, et al. CCR4 and CCR5 expression in conjunctival specimens as differential markers of TH 1/TH2 in ocular surface disorders. J Allergy Clin Immunol, 2005, 116(3): 614-619.

12. SEITZ B, HAYASHI S, WEE WR, et al. In vitro effects of aminoglycosides and fluoroquinolones on keratocytes. Invest. Ophthalmol Vis Sci, 1996, 37(4): 656-665.

13. REVIGLIO VE, HAKIM MA, SONG JK, et al. Effect of topical fluoroquinolones on the expression of matrix metalloproteinases in the cornea. BMC Ophthalmol, 2003, 3: 10

14. JUTHANI VV, CLEARFIELD E, CHUCK RS. Non-steroidal anti-inflammatory drugs versus corticosteroids for controlling inflammation after uncomplicated cataract surgery. Cochrane Database Syst Rev, 2017, 7(7): CD010516.

15. MITRA A, TSESMETZOGLOU E, MCELVANNEY A. Corneal deposits and topical ofloxacin——the effect of polypharmacy in the management of microbial keratitis. Eye (Lond). 2007, 21(3): 410-412.

16. AWWAD ST, HADDAD W, WANG MX, et al. Corneal intrastromal gatifloxacin crystal deposits after penetrating keratoplasty. Eye Contact Lens, 2004, 30(3): 169-172.

17. SCUDERI AC, PALADINO GM, MARINO C, et al. In vitro toxicity of netilmicin and ofloxacin on corneal epithelial cells. Cornea, 2003, 22(5): 468-472.

18. YENIAD B, CANTURK S, ESIN OZDEMIR F, et al. Toxic keratopathy due to abuse of topical anesthetic drugs. Cutan Ocul Toxicol, 2010, 29(2): 105-109.

19. HERRERAS JM, PASTOR JC, CALONGE M, et al. Ocular surface alteration after long-term treatment with an antiglaucomatous drug. Ophthalmology, 1992, 99(7): 1082-1088.

20. SHEN L. Tight junctions on the move: molecular mechanisms for epithelial barrier regulation.

Ann N Y Acad Sci，2012，1258：9-18.

21. GUO Y，SATPATHY M，WILSON G，et al. Benzalkonium chloride induces dephosphorylation of Myosin light chain in cultured corneal epithelial cells. Invest Ophthalmol Vis Sci，2007，48（5）：2001-2008.

22. SHEEHY O，SANTOS F，FERREIRA E，et al. The use of metronidazole during pregnancy：a review of evidence. Current drug safety，2015，10（2）：170-179.

第二篇 临 床 篇

第四章 药源性角结膜病变总论

药源性角结膜病变特指全身或局部用药所致的角结膜病变。本书主要探讨眼局部用药导致的角结膜病变。随着眼科局部药物种类的增加,药物导致的眼部不良反应亦有增加,在药源性角结膜病变的原发性疾病中,以病毒性角结膜炎、青光眼及诊断不明确的角膜炎最为常见[1]。

眼局部药物所导致的药源性角结膜病变的临床表现多种多样,且无特异性,可以表现为干眼、结膜充血水肿、角膜点状病变和假树枝样角膜上皮损伤;或表现为持续性角膜上皮缺损和角膜基质水肿及角膜溃疡等;严重的患者可伴有前房积脓,甚或角膜穿孔,最终导致视力下降或丧失。需要注意的是,正是由于药源性角结膜病变缺乏特征性的临床表现,所以临床诊断具有一定难度,也易误诊误治。

第一节 流 行 病 学

一、发 病 率

目前,临床上药物导致的角结膜病变患者并不少见,但国内外关于药源性角结膜病变的流行病学研究却鲜见报道。Dart 等发现 13.09% 的角结膜疾病是由药物引起的,在 Sacchetti[2] 分析的 226 例角膜溃疡患者中,9% 的患者为药物源性[3]。

二、危 险 因 素

(一)易感因素

1. 全身因素 患糖尿病等慢性疾病人群、因慢性病需长期使用多种药物的人群和有全身过敏史的患者是发生眼表药物源性损害的高危人群。

2. 眼局部因素 患有慢性眼病,如干眼、慢性常年过敏性结膜炎和慢性闭角型青光眼等需长期眼部用药的患者,长期不合理自行应用眼局部药物的患者，以及多种眼药联合应用的患者，易发生眼表药物源性损害。

（二）致病因素

一项对 206 例药源性眼损害的研究发现，诱发眼部损害的药物以抗感染类、激素类和中枢神经系统类药物为主，而且各种给药途径均可造成眼部损伤，其中眼局部用药最为多见，共 107 例，占 51.94%；口服用药所致的 42 例，占 20.39%；静脉注射所致的 26 例，占 12.62%；局部麻醉所致的 21 例，占 10.19%；局部封闭治疗所致的 5 例，占 2.43%；鞘内注射所致的 3 例，占 1.46%；肌内注射所致的 2 例，占 0.97%[4]。

无论何种原因，当长期使用药物时，药物的毒副作用均会随着用药时间延长而逐渐显现，尤其是眼表异常的情况下，临床表现更为突出，譬如，伴有干眼的患者，因泪液分泌减少，药物容易在眼表蓄积，更容易发生药物源性眼表损伤，而过敏体质的患者也易发生药物源性眼表损伤。

第二节　临 床 表 现

全身药物所导致的药源性角结膜病变不是很常见，但其临床表现具有一定的特征性，对临床诊断有一定的参考性，然而眼局部药物所导致的药源性角结膜病变，其临床表现多种多样，无论是症状还是体征一般均无特异性。

一、全身药物所致药源性角结膜病变的临床表现

全身药物所导致的药源性角结膜病变的临床表现见表 4-2-1。

二、眼局部药物所致药源性角结膜病变的临床表现

（一）症状

患者的症状没有特异性，可出现与干眼、过敏症状，或其他原因导致的角膜炎类似的症状。

1. 轻度可表现为眼干、眼痒、异物感和流泪等。

2. 严重的眼红、眼痛、畏光、流泪、视力下降，甚或视力丧失。

3. 部分患者由于发生了神经营养性角膜病变，可出现体征与症状分离的现象（体征重，症状轻）。

（二）体征

根据病情的轻重及时间，药源性角结膜病变可表现为不同的体征。

1. 早期　可见角膜上皮点状混浊，随病情加重，可出现角膜浅层点状上皮糜烂（图 4-2-1）、飓风样角膜上皮病变（图 4-2-2）、角膜上皮假树枝样改变（图 4-2-3）、角膜知觉减低或缺失。

表 4-2-1　全身药物所导致的药源性角结膜病变[5]

药物	类别/适应证	角膜表现	停药后的可逆性	角膜病症状	眼部毒性
胺碘酮	III类抗心律失常/危及生命的室性心律失常	在大多数接受治疗的患者中，角膜近瞳孔下缘处会出现一个褐色或金色的漩涡状改变，向角膜缘方向延伸	可逆，停药后3～20个月消失	视物模糊，色晕	晶状体混浊（50%～60%），视神经病变（≤1%～2%），但没有直接的因果关系
氯喹、羟氯喹（Plaquenil）、阿莫地喹、美帕克林、他非诺喹	抗疟药/疟疾、银屑病、关节炎、狼疮	开始为弥漫性点状沉积，随着时间的推移，聚集成弯曲的线状螺纹状，进展为不规则及分支状并累及瞳孔区，阿莫地喹引起的角膜病变被描述为"笑起的灰蓝色漩涡状角膜混浊"	可逆，停止治疗后逐渐恢复；完全恢复可能需要一年时间（他非诺喹）	光晕，视物模糊，角膜感觉减退	氯喹：不可逆性视网膜病变（总接触量>300g；阿莫地喹时间>3年；阿莫地喹：视力下降，后囊下白内障，牛眼样黄斑病变
氯丙嗪	抗精神病药（吩噻嗪）/精神分裂症和其他精神病	中央和下部角膜上皮出现螺纹线改变；角膜内皮或基质中常见细小、分散的棕色非反光积物出现	可逆，有些患者的角膜和晶状体的改变是可逆的	没有特异性	眼睑，结膜，晶状体色素异常；角膜水肿；前囊下白内障（低剂量）；色素性视网膜病变（高剂量）
他莫昔芬	选择性雌激素受体调节剂/乳腺癌	角膜中央区下方可见下白色至棕色轮状沉积物；角膜中央区或视轴下方可见上皮下呈斜向分布的黄白色条纹，有时可见细小的棕色线样改变	可逆或可改善	不明确	视网膜病变（黄斑水肿，难治性视网膜混浊）；视力下降，有时停药后可逆；视神经炎
布洛芬、萘普生、吲哚美辛	非甾体抗炎药/各种	布洛芬：双眼对称性角膜上皮漩涡样改变；萘普生：浅层角膜的漩涡样改变；吲哚美辛：浅层上皮，前弹力层可见细小的涡样改变；弹力层和后弹力层可见斑块样沉积	可逆，但应用吲哚美辛引起的视网膜毒性可能不可逆	布洛芬：雾视，彩色光晕；萘普生：视力轻度下降；吲哚美辛：视力下降	吲哚美辛：视网膜病变（牛眼样黄斑病变、色觉缺损、视网膜色素沉着和变薄）；长期服用后出现的黄斑水肿

续表

药物	类别/适应证	角膜表现	停药后的可逆性	角膜病症状	眼部毒性
贝诺奎宁（单苯甲酮）	抗色素剂/白癜风	色素性角膜线	不明确	不明确	存在于结膜上皮、基质、组织细胞和血管内皮细胞中的包涵体
阿托伐醌	醌类抗菌药物/肺孢子虫肺炎	累及上皮下三分之一的漩涡样角膜改变	不明确	不明确	非特异性
苏拉明	抗寄生虫，也用作抗肿瘤/锥虫病和盘尾丝虫病	漩涡涡样角膜改变，最初表现为角膜下三分之一的浅金色上皮沉积，进展为覆盖角膜的深棕色色素漩涡样改变	完全可逆，减低剂量可改善症状和体征	流泪、视物模糊、畏光、异物感、轻度疼痛、灼痛、瘙痒	浅表点状角膜病变、周边上皮糜烂，最高剂量可致晶状体前囊膜混浊、屈光不正的远视漂移、视神经萎缩风险增加、点状混浊、结膜/睑状充血
替洛龙	抗病毒（干扰素诱导剂）/各种病毒感染；研究抗肿瘤药物	最初表现为"弥漫性浅表混浊"，发展为"轮状角膜改变"	逐渐可逆	视物模糊，色晕	视网膜病变（黄斑/周围视网膜色素沉着，小动脉狭窄和周围视野缺损）
马来酸哌克昔林	抗心绞痛药/严重心绞痛	漩涡样角膜改变	不明确	不明确	视乳头水肿伴视力明显下降且不完全可逆；干燥性角结膜炎1例报告
庆大霉素、妥布霉素	氨基糖苷类抗生素/易感细菌感染	庆大霉素：结膜下给药可致轮状角膜病变；两种药物：局部点药可引起角膜上皮点状病变	不明确	不明确	庆大霉素：结膜包涵体；乳头状角结膜炎；两种药物：延迟角膜上皮化（高剂量）、溃疡、结膜假膜
克拉霉素	大环内酯类抗生素/易感细菌感染	口服：上皮下混浊均匀分布至角膜缘；局部：角膜中央有灰色下沉积物，逐渐增加，累及整个上皮下层	可逆	视物模糊	非特异性

续表

药物	类别/适应证	角膜表现	停药后的可逆性	角膜病症状	眼部毒性
环丙沙星	氟喹诺酮类抗生素/易感细菌感染	环丙沙星:角膜层间可见结晶样沉积物	可逆,有时需要手术清创	视力下降	延迟愈合,角膜穿孔
氯法齐明	利米诺吩抗生素/麻风	细小的、颗粒状的、褐色的或在角膜下部浅层中形成类似的线,或在角膜下浅层线的一条线,哈德逊-斯塔利线在结膜周围散在多发性多色结晶体沉积	在一些病例中可逆	不明确	结膜色素沉着
氯金酸钠	抗关节炎/类风湿性关节炎	"微小、点状、反光的,金黄色水晶般的混浊",在浅层中央角膜中更集中在哈德逊-斯塔利线周围;有2例呈涡轮样改变	在一些病例中可逆	不明确	<10%的患者泪液生成减少
凡德他尼、奥西替尼(Tagrisso;formerly AZD9291)	抗肿瘤药物(酪氨酸激酶抑制剂:osimertinib,抗EGFR;范德尼,抗EGFR和抗VEGFR2)/凡德他尼:甲状腺髓样癌;奥西替尼:EGFR T790M突变阳性的肺小细胞肺癌	凡德他尼:弥漫性蕨样下混浊,弥漫性混浊伴下方角膜出现上皮下螺纹样改变/奥西替尼:角膜基底膜可见螺纹样沉积物	凡德他尼:漩涡样病变仍然存在,但眼部症状有所改善　奥西替尼:未明确说明	凡德他尼:眩光、对比敏感度降低、流泪、视物模糊	奥西替尼:干眼
阿糖胞苷	抗代谢药/急性髓性白血病	弥漫性"轻度至中度点状角膜病",角膜中央"上皮混浊"最多	可逆,停药14天后	畏光,异物感,疼痛,视物模糊	非特异性
阿多曲妥珠单抗	抗肿瘤抗体结合物/HER2阳性乳腺癌	点状角膜炎、眼表疾病	不明确	视物模糊、干眼、流泪、畏光	结膜炎,白内障

结膜囊可有黏性甚或类脓性分泌物（图 4-2-4），结膜充血，结膜乳头形成和滤泡增生、结膜增厚。

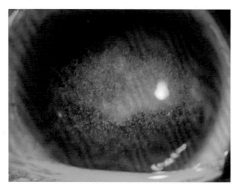

图 4-2-1　药源性角膜病变早期
角膜浅层点状上皮糜烂。

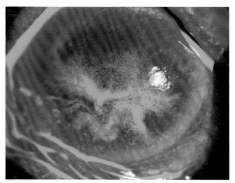

图 4-2-2　药源性角膜病变早期
飓风样角膜上皮病变。

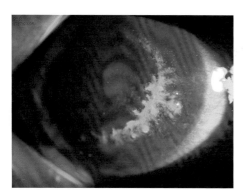

图 4-2-3　药源性角膜病变早期
角膜上皮假树枝病变。

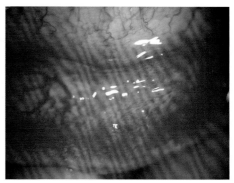

图 4-2-4　药源性角结膜病变
结膜充血，结膜滤泡增生。

2. 进展期　出现角膜溃疡（图 4-2-5）、角膜基质混浊（图 4-2-6）、角膜基质水肿及新生血管，甚至角膜基质融解或穿孔（图 4-2-7），后弹力层皱褶、角膜后 KP、前房炎症反应，前房积脓（图 4-2-8，图 4-2-9）或出血。结膜表现在进展期与早期相同，多数患者会加重，结膜增厚水肿更明显，可有瘢痕形成。

3. 转归期　药源性角结膜病变的患者如早期发现及时诊治，通常预后较好，眼表不留痕迹，病情较重的患者，可有角膜新生血管、角膜云翳，结膜瘢痕形成。

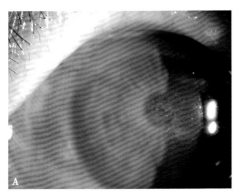
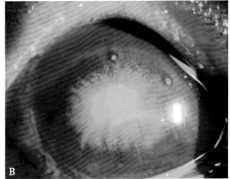

图 4-2-5　药源性角膜病变进展期
A. 角膜溃疡；B. 角膜溃疡区荧光素染色阳性。

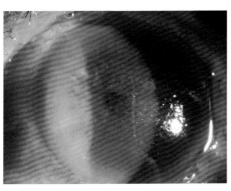
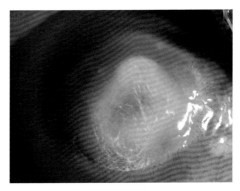

图 4-2-6　药源性角膜病变进展期
角膜基质水肿、混浊。

图 4-2-7　药源性角膜病变进展期
环形浸润角膜基质融解。

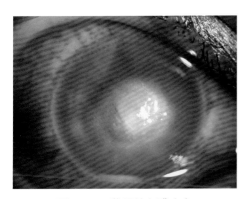
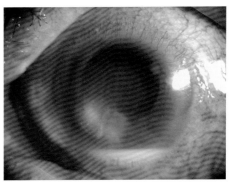

图 4-2-8　药源性角膜病变
迁延性角膜溃疡，前房积脓。

图 4-2-9　药源性角膜病变
迁延性角膜溃疡，前房积脓。

第三节 诊断与鉴别诊断

一、诊 断

迄今为止,对于药源性角结膜病变的诊断标准尚未统一,临床主要依据用药史、临床表现、辅助检查及诊断性治疗,作为依据进行诊断。

1. 用药史 因为药源性角结膜病变多由不合理用药引起,通常有长期多种药物混合点药及多频次点药史和过敏史。所以,用药史,尤其是不合理的用药史是首要诊断依据。

2. 症状和体征 如前所述,其症状与体征均不具有特异性,因此用药后未见改善或逐渐加重的眼表损伤症状或体征,或停药后症状与体征改善,可作为诊断的依据之一。

3. 辅助检查 眼表功能检查提示泪液分泌减少或泪膜破裂时间缩短[6, 7];印记细胞学检查提示结膜杯状细胞数量减低[8];角膜知觉检查提示角膜敏感度降低;共聚焦显微镜检查显示角膜神经纤维密度降低以及形态异常,微生物检查主要用于排除感染。虽然辅助检查不能提供直接的诊断依据,但是可有助于排除某些疾病,或对药源性角结膜病变的程度进行判断。

4. 诊断性治疗 通过对药源性角结膜病变的针对性治疗有效,可进一步明确诊断,其中暂停以往用药,对角结膜进行保护性治疗是主要的措施。

二、鉴 别 诊 断

在诊断药源性角结膜病变之前,须认真进行临床鉴别诊断,尤其需要注意排除以下疾病:

(一)感染性角膜炎

如细菌性角膜炎、真菌性角膜炎、单纯疱疹性角膜炎和棘阿米巴角膜炎。

1. 细菌性角膜炎 多数起病急骤,多有外伤或配戴角膜接触镜史,病变早期表现为角膜溃疡,溃疡下有边界模糊浸润灶,周围组织水肿,前房积脓(图4-3-1,图4-3-2),浸润灶迅速扩大,继而形成溃疡,溃疡表面和结膜囊内多有脓性或黏液脓性分泌物。

2. 病毒性角膜炎 发病前多有诱发因素,如感冒、劳累及紧张等,早期角膜溃疡为点状、树枝状或地图状(图4-3-3),分泌物为水样或黏液状。病毒性角膜内皮炎的患者多表现为角膜盘状水肿(图4-3-4)。发病早期即可出现角膜知觉减退。

3. 真菌性角膜炎 发病前多有危险因素,如植物性外伤史等,起病缓慢,角膜浸润灶呈白色或乳白色,致密,表面欠光泽呈牙膏样或苔垢样外观,溃疡周围呈毛刺状（图 4-3-5），角膜感染灶旁可见"伪足"或卫星样浸润灶（图 4-3-6）。角膜后可有斑块状沉着物。前房积脓呈灰白色，黏稠或呈糊状。

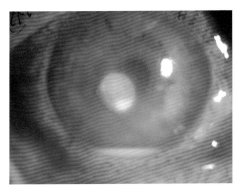

图 4-3-1 细菌性角膜炎
中央区角膜圆形脓性溃疡，前房积脓。

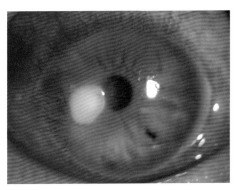

图 4-3-2 细菌性角膜炎
角膜旁中央区圆形脓性溃疡。

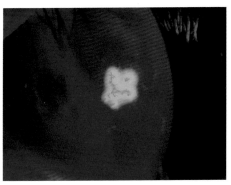

图 4-3-3 病毒性角膜炎（上皮感染型）
表现为树枝状角膜溃疡。

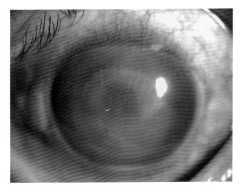

图 4-3-4 病毒性角膜炎（内皮炎型）
表现为中央区角膜盘状水肿，内皮面可见KP。

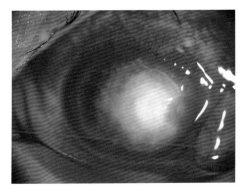

图 4-3-5 真菌性角膜炎
角膜溃疡边缘呈毛刺状。

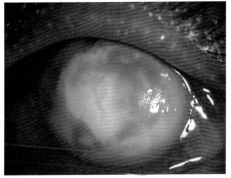

图 4-3-6 真菌性角膜炎
角膜脓性溃疡周围可见卫星灶。

（二）过敏性结膜炎

是结膜对外界变应原产生的一种超敏反应，多见于儿童和青少年，最常见的症状为眼痒；典型的体征为结膜充血（图4-3-7），结膜乳头增生（图4-3-8），多出现于上睑结膜。免疫学检查可查见过敏原阳性。而慢性常年过敏性结膜炎多见于成人，这类患者局部长期或多种药物联合使用时易发生药源性角结膜病变。

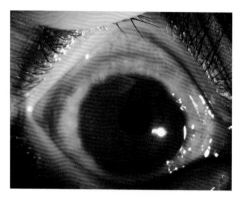

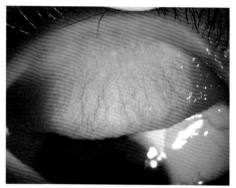

图4-3-7　过敏性结膜炎
球结膜充血，角膜缘胶样隆起改变。

图4-3-8　过敏性结膜炎
眼睑结膜充血，结膜乳头增生。

（三）瘢痕性类天疱疮

瘢痕性类天疱疮为自身免疫疾病，由于抗结膜基底膜抗体与抗原的结合导致炎症。通常开始时似慢性结膜炎表现（图4-3-9），进展为睑球粘连（睑结膜与眼球的瘢痕粘连（图4-3-10），倒睫，干燥性角膜炎，角膜新生血管形成和混浊及角化，甚或失明。

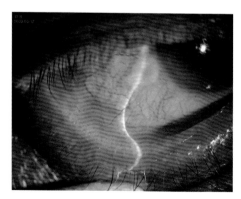

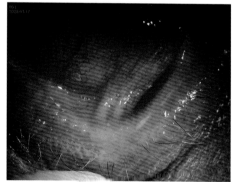

图4-3-9　瘢痕性类天疱疮
下睑结膜充血，瘢痕形成，下穹窿变短。

图4-3-10　瘢痕性类天疱疮
下睑结膜充血肥厚，睑球粘连。

第四节 治疗原则与治疗要点

一、治 疗 原 则

- 停止以往用药；
- 保护角膜，减少眼表损伤；
- 促进角膜组织修复；
- 治疗原发病。

二、治 疗 要 点

1. 停止以往用药 对于药源性角结膜病变的患者，应立即停用以往相关药物，如果一时难以判断是哪类药物导致的毒性，建议暂停以往所有眼局部药物。

2. 促进角膜修复的治疗 使用不含防腐剂的人工泪液及促进角膜上皮修复的自体血清或相关药物治疗[9]。对于持续不愈合的角膜上皮缺损可使用治疗性角膜绷带镜（图 4-4-1）。

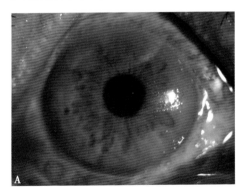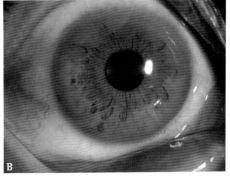

图 4-4-1 药源性角结膜病变

A. 角膜上皮持续不愈合；B. 给予促进角膜上皮修复药物和配戴绷带镜治疗后，角膜上皮病变痊愈。

3. 调整原用药物的种类及剂型 对于有原发病不能停药的患者，应尽量使用不含防腐剂或低毒性防腐剂的剂型[10]，同时调整用药次数，尽量降低使用频次，减少药物种类，以及缩短药物使用时间（图 4-4-2）。

4. 抗炎治疗 在排除感染性角膜炎存在的情况下，可以考虑给予低浓度、低频次糖皮质激素滴眼液，或低浓度免疫抑制剂以减轻眼表炎症反应（图 4-4-3）。

5. 预防性抗细菌药物治疗 对于角膜上皮持续缺损的患者，可给予预防性抗生素，以避免继发感染，一般采用抗细菌眼凝胶或眼膏为宜（图 4-4-4）。

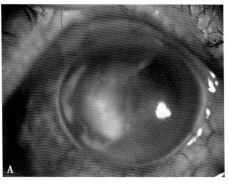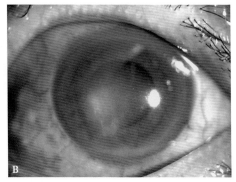

图 4-4-2 药源性角结膜病变

A. 角膜溃疡及周边角膜浸润；B. 停药后给予无防腐剂玻璃酸钠治疗，减少抗生素滴眼液种类及次数后，角膜溃疡愈合，角膜云翳形成。

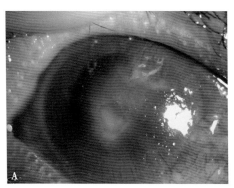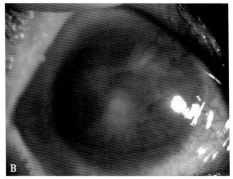

图 4-4-3 药源性角结膜病变

A. 迁延性角膜浅层溃疡，周边角膜浅层新生血管形成；B. 给予促进角膜修复药物的同时，加用 0.02% 氟米龙滴眼液 2 次 / 日，角膜溃疡愈合，角膜薄翳形成，新生血管部分消退。

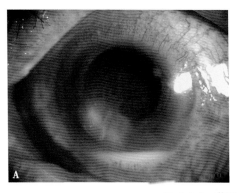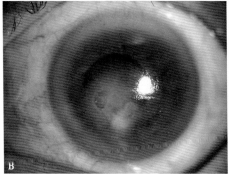

图 4-4-4 药源性角结膜病变

A. 角膜溃疡及前房积脓；B. 在促进角膜修复治疗的同时，晚间给予抗细菌眼膏预防继发性感染，有利于角膜溃疡的修复。

6. 手术治疗　角膜上皮持续不愈合患者可考虑清创及羊膜覆盖（图 4-4-5）；角膜溶解穿孔患者则需角膜移植手术，或自体结膜覆盖；合并眼睑闭合不全患者，可考虑暂时性眼睑缝合术。

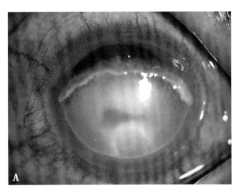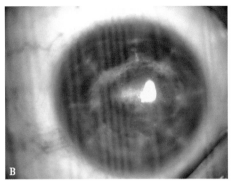

图 4-4-5　药源性角膜病变

A. 角膜大面积溃疡，迁延不愈；B. 溃疡局部清创后，覆盖新鲜羊膜，继续促进角膜修复的药物治疗后，角膜溃疡痊愈。

7. 治疗其他眼部相关疾病　炎症可引起部分患者眼睑水肿致内翻倒睫，进一步加重角膜病变，可使用角膜绷带镜暂时性隔离，或使用医用橡皮膏辅助睫毛复位；如合并结膜松弛，可考虑行结膜松弛切除术治疗，以改善眼表泪液动力学，同时减少药物蓄积。

（黄　悦　王智群　赵少贞）

参 考 文 献

1. 朱小敏，荣蓓，乔静，等. 关于引起药物源性角结膜炎常见原发疾病的回顾性分析. 国际眼科杂志，2016，16（1）：7-10.

2. DART J. Corneal toxicity: the epithelium and stroma in iatrogenic and factitious disease. Eye（Lond），2003，17（8）：886-892

3. SACCHETTI M，LAMBIASE A，COASSIN M，et al. Toxic corneal ulcer: a frequent and sight-threatening disease. Eur J Ophthalmol，2009，19（6）：916-922.

4. 李静. 206 例药物性眼部损害文献分析. 中国药房，2007，18（17）：1345-1346.

5. RAIZMAN MB，HAMRAH P，HOLLAND EJ，et al. Drug-induced corneal epithelial changes. Surv Ophthalmol，2017，62（3）：286-301.

6. CHEN HT，CHEN KH，HSU WM. Toxic keratopathy associated with abuse of low-dose anesthetic: a case report. Cornea，2004，23（5）：527-529.

7. MANNI G，CENTOFANTI M，ODDONE F，et al. Interleukin-1beta tear concentration in glaucomatous and ocular hypertensive patients treated with preservative-free nonselective

beta-blockers. Am J Ophthalmol, 2005, 139 (1): 72-77.

8. PISELLA PJ, DEBBASCH C, HAMARD P, et al. Conjunctival proinflammatory and proapoptotic effects of latanoprost and preserved and unpreserved timolol: an ex vivo and in vitro study. Invest Ophthalmol Vis Sci, 2004, 45 (5): 1360-1368.

9. HOU YC, WANG IJ, HU FR. Ring keratitis associated with topical abuse of a dilute anesthetic after refractive surgery. J Formos Med Assoc, 2009, 108 (12): 967-972.

10. PISELLA PJ, POULIQUEN P, BAUDOUIN C. Prevalence of ocular symptoms and signs with preserved and preservative free glaucoma medication. Br J Ophthalmol, 2002, 86 (4): 418-423.

第五章　药源性角结膜病变各论

第一节　局部抗感染药物对眼表的毒性

一、抗细菌药物的眼表毒性

细菌性角膜炎是由细菌感染引发的角膜感染性疾病，在我国，革兰氏阳性球菌和革兰氏阴性杆菌是主要致病菌。目前，氨基糖苷类药物与氟喹诺酮类药物是眼科临床最常用的两类眼局部抗细菌药物。

（一）氨基糖苷类药物的眼表毒性

氨基糖苷类药物是通过抑制细菌蛋白核糖体合成，而起到杀菌作用的抗生素，眼科常用的品种包括：庆大霉素和妥布霉素，以及阿米卡星和新霉素。作为一类广谱杀菌药，氨基糖苷类药物对革兰氏阴性菌和革兰氏阳性菌均有良好的作用。

在全身应用氨基糖苷类抗菌药时，高浓度的药物可影响内耳柯蒂氏器的内、外毛细胞的糖及能量代谢，导致毛细胞受损，临床可引起听力和前庭功能异常。氨基糖苷类抗生素可与钙离子竞争性结合，从而抑制神经末梢释放乙酰胆碱，降低突触后膜对乙酰胆碱的敏感性，使神经肌肉接头传导阻滞，引起心肌功能抑制和肢体瘫痪。

眼局部应用氨基糖苷类药物，其毒性主要表现为角膜损伤。氨基糖苷类药物产生毒性的主要机制包括：引起细胞膜损伤、导致细胞增殖能力下降。此外，促使细胞溶酶体内物质的释放也是导致细胞损伤的因素之一。

与妥布霉素相比，新霉素和庆大霉素对角膜的毒性作用更大。动物实验表明[1]，新霉素浓度在 3.5mg/mL 时，不引起兔角膜上皮的愈合延迟，但是，药物浓度达到 8mg/mL 时，即可明显延迟角膜上皮愈合和再生；庆大霉素浓度在 3mg/mL 时，眼表耐受性较好，但是当药物浓度达 10mg/mL 时，能明显延迟兔角膜上皮的愈合。

（二）氟喹诺酮类药物的眼表毒性

氟喹诺酮类药物是目前眼科临床最常用的合成广谱抗菌药物，其主要通过抑制 DNA 促旋酶和拓扑异构酶Ⅳ起到杀菌作用。眼科常用的氟喹诺酮类药物包括：环丙沙星、诺氟沙星、氧氟沙星、左氧氟沙星、加替沙星和莫西沙星等。与其他类型的抗菌药物相比，氟喹诺酮类药物眼表耐受性较好，药物毒性作用较小。

全身应用氟喹诺酮类药物中，其光毒性反应颇受到临床的重视，在常用的氟喹诺酮类药物中，司帕沙星发生光毒性反应的比率最高，其次是洛美沙星和氟罗沙星，而加替沙星、左氧氟沙星和莫西沙星极少发生光毒性反应。

氟喹诺酮类药物导致光毒性反应的主要机制是：药物在光作用下，组织所产生的自由基，可对细胞膜中的不饱和脂肪酸进行氧化，引起细胞膜损伤[2]。

（三）常用抗细菌药物眼表毒性的临床表现

常见的眼部毒性的临床表现包括[3]：

1. 眼睑 眼睑皮肤的毒性反应，是全身使用氟喹诺酮类药物后光毒性反应在眼睑皮肤上的表现。少数患者在服用药物后，在日光照射下，暴露的皮肤会出现发红、瘙痒、触痛、皮肤湿疹或丘疹，甚至出现皮肤水疱和色素沉着。

2. 结膜 常见的结膜反应主要有：结膜充血、水肿、结膜滤泡形成，以及结膜乳头增生等炎症反应。研究发现频繁使用氧氟沙星，能引起兔结膜杯状细胞数量减少，组织病理学检查显示，结膜上皮下有多形核白细胞浸润为主的炎症反应。

对第四代氟喹诺酮类药物 0.5% 莫西沙星与 0.3% 加替沙星眼表耐受性的对比研究结果表明[4]，在结膜充血和结膜血管增加程度评分方面，莫西沙星明显高于加替沙星；在眼疼和刺激症状评分中，莫西沙星同样高于加替沙星，患者眼局部使用加替沙星的耐受性优于莫西沙星。

3. 角膜

（1）角膜上皮：抗细菌药物对角膜上皮损伤修复的影响往往表现为角膜上皮点状混浊，可发展为上皮片状损伤，甚至持续性上皮缺损（图 5-1-1）。其毒性机制主要和药物与膜甾醇结合，以及药物诱导的自由基导致膜脂质过氧化损伤有关。

在对角膜上皮细胞毒性作用的实验中发现，左氧氟沙星、加替沙星和莫西沙星在大于 500mg/L 时，均可显著抑制角膜上皮细胞的增生和迁移能力，但是，药物浓度小于 125mg/L 时，三者的毒性差异具有统计学意义，左氧氟沙星对角膜上皮细胞增生和迁移能力的影响明显低于莫西沙星和加替沙星[5]。

对 18 例 PRK 手术后患者使用抗菌药物的观察研究发现，与氧氟沙星相比，环丙沙星能明显延迟角膜上皮愈合，引发更明显的角膜上皮下基质混浊的反应。此外，单独使用氧氟沙星组与氧氟沙星联合人工泪液组相比，角膜上皮愈合也出现明显延迟[6]（图 5-1-2）。

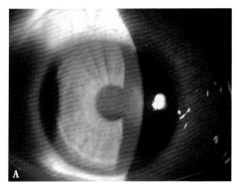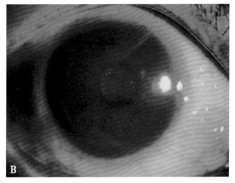

图 5-1-1　抗细菌药物导致的药源性角膜上皮病变

A. 患者同时使用 4 种抗生素滴眼液，频繁滴用后导致角膜上皮弥散性、点簇状混浊；B. 角膜荧光素染色（++）。

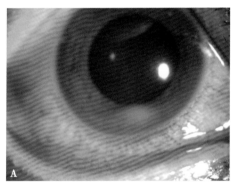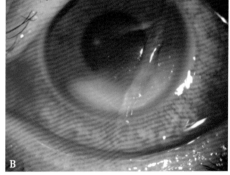

图 5-1-2　抗细菌药物导致的药源性角结膜病变

患者同时使用多种抗细菌及抗病毒滴眼液频繁点眼 3 周，A. 右眼混合充血（++），下周边部角膜片状浸润混浊，上皮缺损；B. 左眼混合充血明显，下部角膜基质大片状浸润，上皮缺损。

　　氧氟沙星、诺氟沙星和环丙沙星可沉积于角膜组织内，引起细胞损伤，而且滴眼剂和药膏均可引起沉积。药物沉积能降低细胞增殖率，并导致细胞结构破坏。环丙沙星在角膜的沉积相对常见，13%～16% 的患者是在用药后 16～24h 内发生。对药物沉积的原因分析发现，频繁用药会导致泪液产生减少、角膜知觉下降，以及不完全瞬目等因素，最终致药物和泪液混合不充分，药物在泪液中的溶解度下降，从而引起药物在角膜组织内的沉积[7]。

　　药物沉积和角膜感染的微生物的种类、溃疡的大小深度以及治愈时间均没有相关性。扫描电镜观察显示，药物沉积主要表现为分散的结晶针样物质，长度约 183μm，成分主要为具有生物活性的氟喹诺酮类药物；这些沉积的药物能阻止角膜溃疡边缘区的角膜上皮增殖，引起角膜上皮细胞在溃疡边缘堆积，只有当沉积物逐步溶解后，角膜溃疡才能得以修复。

角膜组织中药物结晶样沉积，常见于环丙沙星和诺氟沙星，而氧氟沙星少见；第四代氟喹诺酮类药物加替沙星能引起与环丙沙星类似的角膜上皮和角膜基质内结晶样药物沉积（图 5-1-3）。沉积的药物能引起角膜上皮细胞形态的改变，并能引起细胞死亡。Mitra[7] 报道了 6 例患者因使用氧氟沙星治疗角膜炎引起的药物在角膜上的沉积。

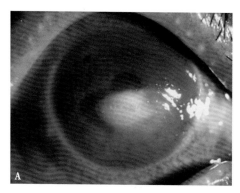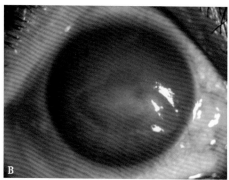

图 5-1-3 抗细菌药物导致的药源性角膜病变

A. 角膜中央区溃疡表面抗生素沉积，灰白色混浊；B. 治疗后，沉积的抗生素明显消除，溃疡愈合，基质混浊明显减轻。

（2）角膜基质：在角膜上皮缺损的情况下，角膜溃疡区暴露的角膜基质组织内，可能出现局部药物的沉积。局部滴用氟喹诺酮类药物时，还可导致角膜基质细胞的凋亡。

伴有其他全身及眼部疾病的老年患者，如果角膜溃疡较深，使用氟喹诺酮类药物时，有 10% 的角膜穿孔风险，这可能和氟喹诺酮类药物能上调金属蛋白酶的表达有关，因为金属蛋白酶参与角膜细胞外基质的重塑和降解，所以金属蛋白酶含量的增加，就会减缓角膜伤口修复（图 5-1-4，图 5-1-5）。

（3）角膜内皮：当角膜内皮细胞内的药物超过一定浓度时，即可影响角膜内皮泵的功能，甚至出现大泡性角膜病变（图 5-1-6）。细胞内的环丙沙星浓度在最小抑菌浓度（MIC）时，对兔角膜内皮的功能无不良影响；但是，当药物浓度大于 100mg/L 时，便可以抑制细胞的促旋酶。在兔眼前房内注射 25μg 的环丙沙星，能导致角膜基质水肿，兔玻璃体腔注射超过 100μg 的环丙沙星时，在注射后的 24h 内，即可产生角膜基质水肿，角膜内皮细胞功能失代偿，甚至出现大泡性角膜病变[8]。

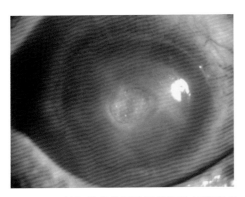 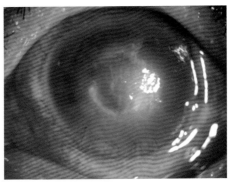

图 5-1-4　抗细菌药物导致的药源性角膜病变
角膜中央区迁延性溃疡经久不愈，前房可见少
量积脓。

图 5-1-5　抗细菌药物导致的药源性角膜病变
角膜中央区基质溃疡迁延不愈。

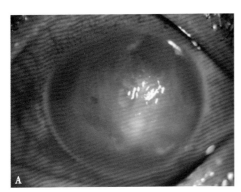 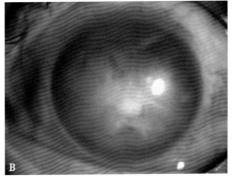

图 5-1-6　抗细菌药物导致的药源性角膜病变
A. 角膜基质水肿，上皮大泡形成；B. 治疗后，基质水肿减轻，上皮大泡消失，角膜云翳形成。

（四）抗细菌药物眼表毒性的处理原则

1. 减少或者停用抗细菌药物。

2. 累及角膜上皮和浅基质的病变，可给予无防腐剂的人工泪液、眼用凝胶，或者自体血清进行治疗。

3. 严重的累及角膜深基质，或者有角膜穿孔风险的患者，需行手术治疗，如行羊膜移植或角膜移植。

（五）典型病例

病例 1　患者，女，66 岁，右眼红、痛伴视力下降 40 余天。40 余天前，患者无明显诱因，出现眼红、痛，30 天前，于当地医院诊断为"右眼角膜炎"，给予妥布霉素滴眼液 1 次 /0.5h，阿昔洛韦眼用凝胶 6 次 /d，持续 1 周，症状无缓解。

后转院治疗,给予左氧氟沙星滴眼液 1 次 /h,妥布霉素滴眼液 1 次 /h,妥布霉素眼膏 1 次 / 晚,持续 5 天症状仍无缓解。患者既往无糖尿病及高血压等全身病史。

眼部检查:视力右眼 0.08,左眼 0.5。IOP OU Tn。裂隙灯检查:右眼结膜混合充血,鼻下方角膜 3 点至 7 点位可见角膜溃疡,大小约 6mm×7mm,溃疡基底少许坏死组织,深部基质脓性浸润,荧光素染色(+)(图 5-1-7),周边角膜水肿,后弹力层皱褶。前房深度正常,房水闪辉(−),瞳孔圆,对光反射弱,晶状体轻度混浊,眼底窥不清。

左眼结膜无充血,角膜透明,前房深度正常,瞳孔圆,晶状体轻度混浊,眼底正常。实验室检查:共聚焦显微镜检查未发现真菌菌丝及阿米巴包囊结构。角膜刮片:未见病原微生物。

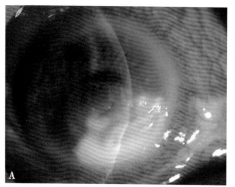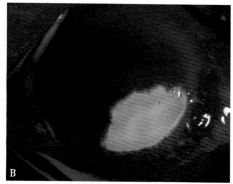

图 5-1-7 抗细菌药物导致的药源性角膜病变患者初诊时外眼像
A. 角膜下方周边可见溃疡;B. 角膜溃疡荧光素染色(++)。

临床诊断:右眼药源性角膜病变。

诊断依据:患者有频繁点药病史,持续时间长,并且角膜溃疡经久不愈,检查可见角膜溃疡基底部干净,角膜上皮缺损边界清晰。实验室检查:微生物(−)。

处理:给予右眼 50% 自体血清滴眼液 1 次 /h,莫西沙星滴眼液 4 次 /d。4 天后患者症状减轻,角膜溃疡明显缩小(图 5-1-8)。

继续给予右眼 50% 自体血清滴眼液 1 次 /h,莫西沙星滴眼液 4 次 /d,地塞米松 3mg 结膜下注射,1 次 /d,共 3 次。3 天后,患者右眼角膜溃疡愈合,荧光素染色(−)(图 5-1-9)。妥布霉素地塞米松眼膏 1 次 / 晚。

治疗 3 周后,患者右眼结膜无明显充血,角膜溃疡愈合,基质浸润吸收(图 5-1-10)。

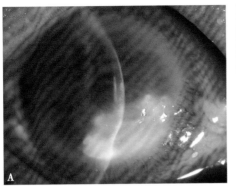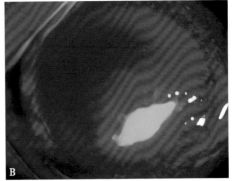

图 5-1-8　治疗 4 天后

A. 角膜溃疡缩小,浸润减轻;B. 角膜溃疡荧光素染色区缩小。

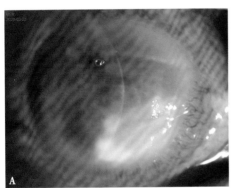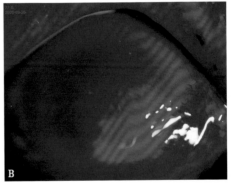

图 5-1-9　患者治疗 7 天后

A. 角膜溃疡愈合;B. 角膜溃疡荧光素染色(-)。

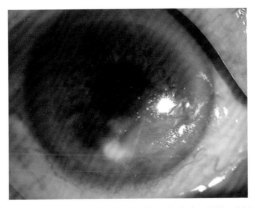

图 5-1-10　治疗 3 周后,角膜溃疡愈合,浸润减轻

【病例分析要点】

1. 药源性角膜病变往往发生于原发病或原发临床表现的治疗过程，因此在诊断及治疗前，应注意追溯患者的原发疾病及其临床表现，以及用药史。

2. 由于药源性角膜病变的临床表现多不具有特异性，因此，暂停以往用药，以及给予保护和促进角膜愈合的药物，观察症状与体征是否改善，是验证临床诊断正确与否的重要方法。

3. 对于怀疑药源性角膜病变，并有角膜溃疡的患者，在治疗前，应注意进行微生物检查，排除感染的可能性。

4. 对于角膜基质溃疡形成的患者，其治疗疗程相对较长，需要定期随诊，观察病情改变，及时调整治疗方案。

病例 2 患者，男，71 岁，右眼肿痛及视力下降 1 个月余。1 个月余前无明显诱因出现右眼痛，肿胀，并逐渐视力下降，遂即至当地医院就诊，诊断为"右眼角膜炎"，给予左氧氟沙星、加替沙星、溴芬酸钠滴眼液连续治疗 1 个月余，因病情加重转至我院门诊就诊。患者既往体健，无糖尿病及高血压病史。

眼科检查：视力右眼 0.02，左眼 0.4，右眼混合充血（++），角膜基质环形浸润，基质水肿，上皮大片剥脱，荧光素染色（++），前房窥不清（图 5-1-11），左眼角膜未见异常。激光角膜共聚焦显微镜检查未见菌丝及包囊结构。

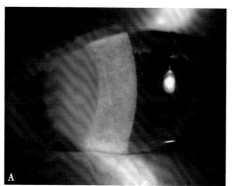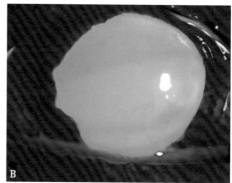

图 5-1-11 患者住院时外眼像

A. 右眼混合充血（++），角膜基质环形浸润，基质水肿，上皮大片剥脱，前房窥不清；B. 角膜荧光素染色呈大片上皮缺损。

初步临床诊断：右眼药源性角膜病变。

诊断依据：患者发病前并无外伤史，多种抗生素及非甾体抗炎药长时间频繁点用史，且病情逐渐加重，激光共聚焦显微镜检查未见病原体。

处理：停止所用抗生素及抗炎药，给予小牛血去蛋白提取物眼用凝胶，4 次 /d，20% 自体血清滴眼液 4 次 /d，晚间用夫西地酸眼用凝胶 1 次。

治疗 4 天后复查，角膜环形浸润及基质水肿无明显改善，但是角膜上皮缺损区明显缩小（图 5-1-12），患者眼部疼痛症状明显减轻，根据 4 天的诊断性治疗效果，临床确诊为药源性角膜病变，给予患者继续前述治疗。

治疗 3 周后复查，角膜环形浸润及基质水肿较前减轻，角膜上皮缺损区继续缩小（图 5-1-13）。继续前述治疗方案，并加用 0.02% 氟米龙滴眼液，每日 2 次，口服维生素 C 0.2g，每日 3 次，维生素 B₂ 10mg，每日 3 次。患者出院，继续在门诊治疗随诊。

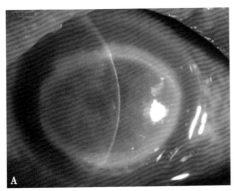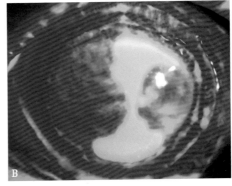

图 5-1-12　诊断性治疗 4 天后

A. 角膜环形浸润及基质水肿无明显改善，但是角膜上皮缺损区明显缩小；B. 角膜荧光素染色面积较前明显缩小。

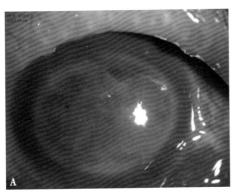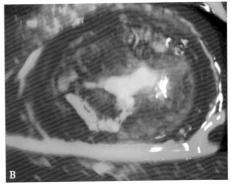

图 5-1-13　治疗 3 周后复查

A. 角膜环形浸润及基质水肿较前减轻；B. 角膜荧光素染色显示上皮缺损区较前缩小。

治疗约 6 周后复查，角膜水肿明显消退，坏形浸润明显吸收，角膜上皮缺损基本修复（图 5-1-14）。嘱将 0.02% 氟米龙滴眼液改为 1% 醋酸泼尼松龙滴眼液，每日 2 次。

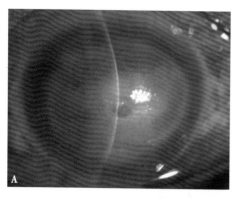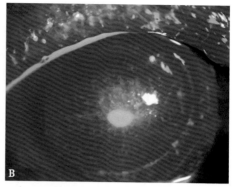

图 5-1-14　治疗约 6 周后复查

A. 角膜水肿明显消退,环形浸润明显吸收;B. 角膜上皮缺损基本修复,荧光素染色仅见中央区小片染色+。

　　治疗 8 周后复查,角膜水肿基本消失,角膜上皮缺损完全修复(图 5-1-15)。1% 醋酸泼尼松龙滴眼液改为每日 1 次,再两周后改为隔日 1 次,连续 2 周后停用。治疗 4 个月后,患者右眼视力为 0.02,小孔镜视力 0.4。

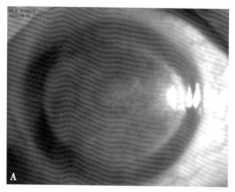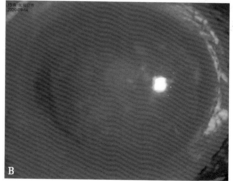

图 5-1-15　治疗 8 周后

A. 角膜水肿基本消失;B. 角膜上皮缺损完全修复,荧光素染色阴性。

(病例 2 由哈尔滨爱尔眼科医院牛晓霞医生提供)

【病例分析要点】

　　1. 角膜环形浸润可以发生在阿米巴性角膜炎、药源性角膜病变、病毒性角膜炎,以及细菌性角膜炎和真菌性角膜炎。其中,以阿米巴性角膜炎和药源性角膜病变最为常见。该患者住院时的角膜体征为典型的角膜环形浸润,根据无危险因素,既往抗生素及抗炎药频繁点用史,以及激光共聚焦显微镜检查阴性结果,初步拟诊断为药源性角膜病变,通过给予促进角膜修复药物的诊断性治疗,病情很快有所控制,也支持了初步诊断的正确性。

2．药源性角膜病变的治疗过程中，合理应用糖皮质激素滴眼液治疗，可以起到加快炎症消退、减轻组织水肿，以及有利于角膜组织修复等作用，一般是在角膜上皮缺损基本修复后，在继续应用促进角膜修复药物的同时，先给予低强度的糖皮质激素滴眼液，如 0.1% 或 0.02% 氟米龙滴眼液，次数 2～3 次 /d 的治疗方案，待角膜上皮完全修复后，可以根据病情需要，改用高强度糖皮质激素滴眼液，如 0.5% 氯替泼诺滴眼液，或 1% 醋酸泼尼松龙滴眼液，一般每日 2～4 次治疗。之后再根据病情改善的进度，逐渐减少次数。

3．对于老年患者或体质弱的患者，在眼局部药物治疗的同时，应给予维生素 C 和维生素 B 族口服，以利于角膜组织的修复。

二、抗病毒药物的眼表毒性

病毒性角膜炎和病毒性结膜炎是临床最常见的感染性眼病。单纯疱疹性角膜炎（herpes simplex keratitis，HSK）是目前最常见的角膜炎，病毒不仅可侵袭角膜的各层组织导致上皮炎、基质炎和内皮炎等，而且在原发感染后，病毒沿感染组织的感觉神经轴突进入感觉神经细胞体内，长期潜伏，当机体抵抗力下降时，潜伏的病毒再活化，沿神经轴突至感觉神经末梢，再扩散到角膜各层细胞，导致炎症反应。

腺病毒性角结膜炎是临床常见的感染性角结膜炎，是由腺病毒感染的一种高度传染性疾病，可以散发或者大规模暴发。临床上主要表现为咽结膜热、流行性角结膜炎、急性非特异性滤泡性结膜炎以及慢性滤泡性结膜炎。

（一）眼科常用抗病毒药物

局部抗病毒药物是治疗病毒性角结膜炎的主要药物。

1．阿昔洛韦（无环鸟苷，acyclovir，ACV） ACV 对Ⅰ、Ⅱ型单纯疱疹病毒和水痘 - 带状疱疹病毒有效，其药理机制为：ACV 进入被病毒感染的细胞后，能被病毒编码的胸腺嘧啶脱氧核苷激酶磷酸化为单磷酸无环鸟苷，后者再通过细胞酶的催化形成二磷酸、三磷酸无环鸟苷。三磷酸无环鸟苷是单纯疱疹病毒DNA 聚合酶的强抑制剂，当三磷酸无环鸟苷作为病毒 DNA 聚合酶的底物与酶结合后，可被掺入病毒 DNA 中去，因而终止病毒 DNA 的合成，达到抑制病毒的作用。

2．更昔洛韦（也称为丙氧鸟苷，ganciclovir，GCV） GCV 抗病毒的机制与阿昔洛韦相同。当 GCV 进入病毒感染的细胞后，可被磷酸化生成具有活性的三磷酸酯，抑制病毒 DNA 的合成，抑制病毒复制。感染细胞中的有效药物三磷酸更昔洛韦浓度是正常细胞的 100 倍，可以有效地治疗 HSK。更昔洛韦在体内抗病毒的活性是阿昔洛韦的 60 倍以上。

3．干扰素（interferon） 干扰素并不是直接杀伤或抑制病毒，而主要是通过细胞表面受体作用使细胞产生抗病毒蛋白,从而抑制病毒的复制,增强巨噬细胞的吞噬功能。干扰素是一种诱生性蛋白,具有广谱抗病毒的特点,有抑制细胞增生和调节免疫反应的作用,能抑制病毒角蛋白的合成,从而阻断病毒复制。临床上多用于病毒性结膜炎治疗,以及病毒性角膜炎的联合用药。

(二)抗病毒药物眼表毒性的临床表现

1. 眼睑及结膜[9]　常有以下表现:详见图 5-1-16~图 5-1-19。

● 眼周皮肤接触性皮炎

● 睑缘增厚

● 滤泡性结膜炎

● 结膜上皮糜烂

● 泪点闭塞及狭窄

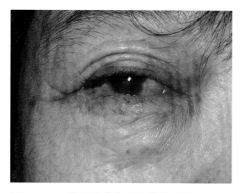

图 5-1-16　抗病毒药物导致的药源性眼睑皮炎
眼睑皮肤潮红肿胀,结膜充血。

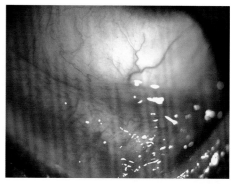

图 5-1-17　抗病毒药物导致的药源性滤泡性结膜炎

　　下眼睑结膜充血,结膜滤泡形成。

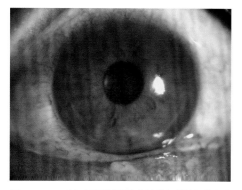

图 5-1-18　抗病毒药物导致的药源性结膜病变
　　下眼睑结膜充血水肿,结膜上皮糜烂。

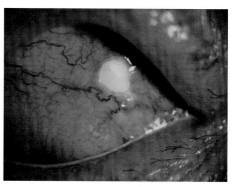

图 5-1-19　抗病毒药物导致的药源性结膜病变
　　结膜局限性溃疡形成,荧光素染色(+)。

2. 角膜

（1）早期：表现为点状角膜上皮病变，点状角膜炎，部分患者表现为点簇状角膜上皮混浊或飓风样上皮病变，通常病变首先出现于下方周边角膜（图 5-1-20～图 5-1-23）。

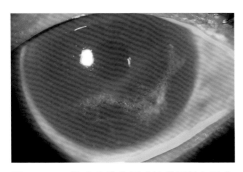

图 5-1-20　抗病毒药物导致的药源性角膜上皮病变

下部角膜上皮点状混浊，荧光素染色（+）。

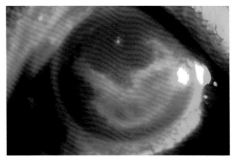

图 5-1-21　抗病毒药物导致的药源性角膜上皮病变

角膜上皮弥散性、片状混浊，荧光素染色（+）。

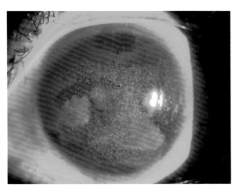

图 5-1-22　抗病毒药物导致的药源性角膜上皮病变

角膜上皮呈飓风样混浊，荧光素染色（+）。

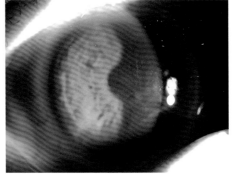

图 5-1-23　抗病毒药物导致的药源性角膜上皮病变

中央区角膜上皮呈飓风样改变。

（2）进展期：持续性角膜上皮缺损、角膜基质溃疡，以及角膜溃疡愈合延迟等（图 5-1-24～图 5-1-26）。

抗病毒药物引起的眼表毒性，在临床中比较常见。滴用阿昔洛韦治疗后，78% 的角膜表面均出现与角膜本身病变损害不同的角膜上皮损伤[10]。比较各种抗病毒药物的眼表毒性，包括眼部刺激感，过敏性睑结膜炎，滤泡性结膜炎以及点状角膜病变，发生率：疱疹净为 10%，阿糖腺苷 11%，曲氟尿苷 4%，阿昔洛韦 10%，更昔洛韦 4%[11]。

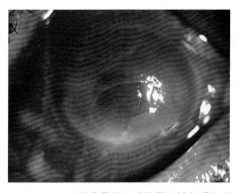

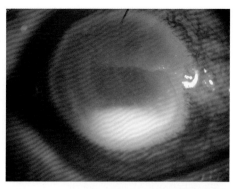

图 5-1-24　抗病毒药物导致的药源性角膜病变
角膜上皮大片缺损,缺损区周围上皮水肿,局限性浸润。

图 5-1-25　抗病毒药物导致的药源性角膜病变
长时间角膜上皮大片缺损,导致缺损区基质水肿,后弹力层皱褶,前房出现积脓。

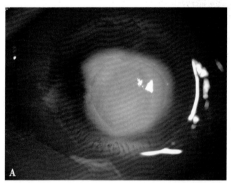

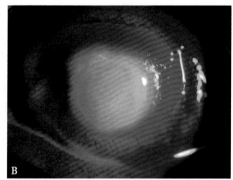

图 5-1-26　抗病毒药物导致的药源性角膜病变
A.迁延性角膜溃疡,溃疡边界清晰,周边可见浅层角膜新生血管,前房少量积脓;B.荧光素染色,角膜溃疡区大面积着染。

（三）抗病毒药物眼表毒性处理原则

1.暂停抗病毒局部用药　减少或者停止局部抗病毒药物的使用,或改为全身用抗病毒药物。

2.保护眼表　给予无防腐剂的人工泪液或者眼部凝胶,角膜上皮片状缺损的病人可给予治疗性角膜绷带镜。

3.结膜和角膜炎症反应较重的患者,如无角膜上皮片状缺损或基质溃疡时,可以给予少量局部激素。

4.角膜上皮缺损或角膜基质溃疡迁延不愈的患者,可给予自体血清治疗。

（四）典型病例

病例 1　患者,女,55 岁,左眼病毒性角膜炎治疗 1 个月余,使用更昔洛韦眼用凝胶 6 次 /d,共 1 个月。近三天,患者自觉左眼眼干、异物感,来我院就诊。

患者既往无糖尿病、高血压病史以及长期服药史。

裂隙灯检查：左眼结膜轻度充血，角膜中央偏颞侧基质云翳，边界清晰，角膜基质无水肿，荧光素染色（−）。角膜云翳的颞侧角膜上皮点簇状粗糙、混浊，荧光素染色（++）。前房深度正常，KP（−），瞳孔圆（图5-1-27）。右眼角膜透明，前房（−）。

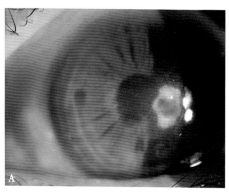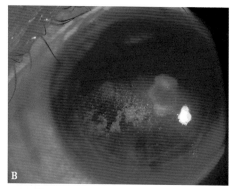

图5-1-27 抗病毒药物导致的药源性角膜病变（早期）
A. 角膜云翳，中央偏颞下方角膜上皮点簇状混浊；B. 角膜上皮点簇状混浊区荧光素染色（+）。

临床诊断：左眼病毒性角膜炎，角膜云翳，药源性角膜病变（早期）。

诊断依据：患者病毒性角膜炎，使用抗病毒药物1个月，角膜基质病变已经得到有效控制，角膜云翳形成，但是由于仍然在用抗病毒药物治疗（6次/d），患者出现眼干，异物感，故考虑为抗病毒药物引起的药源性角膜炎。

处理：停用更昔洛韦眼用凝胶，给予玻璃酸钠滴眼液4次/d，1周后患者症状基本缓解，角膜上皮荧光素染色（−）（图5-1-28）。

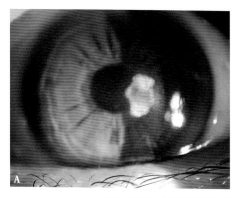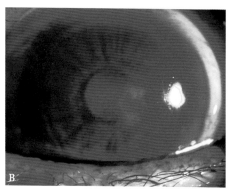

图5-1-28 抗病毒药物导致的药源性角膜病变治疗后
A. 角膜云翳，中央偏颞下方角膜上皮点簇状混浊消失；B. 角膜上皮荧光素染色（−）。

【病例分析要点】

1. 在患者病毒性角膜炎治疗过程中，原发病的病情逐渐好转后，又出现与原发病不同的角膜表现，由于抗病毒药物存在潜在毒性作用，因此，临床医生此时需要考虑药源性角膜病变的可能性。

2. 一般情况下，对于病毒性角膜炎的患者，多凭临床表现进行诊断，但是如果考虑出现药源性角膜病变时，可进行角膜共聚焦显微镜检查，或者必要时进行角膜刮片或培养，以便排除继发性感染的可能，并从鉴别诊断的角度，有助于药源性角膜病变诊断的确立。

3. 对于早期的药源性角膜病变，可以先停止以往治疗药物，给予人工泪液，或小牛血去蛋白提取物眼用凝胶治疗；对于进展期的药源性角膜病变，需要给予自体血清，或者角膜绷带镜进行治疗，并且在治疗的最初 2 周内应密切随诊患者的病情。

病例 2 患者，女，72 岁，因左眼红疼，视力下降 1 个月余就诊。患者曾在外院诊断为角膜炎，给予抗病毒药物治疗，并自述曾接受每周 2～3 次结膜下注射治疗，具体药物不详。既往有病毒性角膜炎史。

眼科检查：视力右眼 0.5，左眼 0.02；左眼结膜轻度充血，角膜中央区溃疡及周围基质浸润（图 5-1-29A），荧光素染色（+），前房深度正常，KP（-），瞳孔圆，晶状体轻度混浊。右眼角膜清，晶状体轻度混浊。双眼眼压 Tn。多次角膜激光共聚焦显微镜检查未见病原体。

初步临床诊断：左眼药源性角膜病变，病毒性角膜炎？

处理方案：暂停以往用药，给予小牛血去蛋白提取物眼用凝胶每日 3 次，0.3% 玻璃酸钠滴眼液每日 3 次，更昔洛韦眼用凝胶每日 2 次，晚间用夫西地酸眼用凝胶，散瞳每日 1 次。

治疗 1 周后患者复查，角膜溃疡较前愈合，浸润区明显缩小，瞳孔药物性散大（图 5-1-29B），眼压正常。嘱继续前治疗，并给予口服维生素 C 及维生素 B₂。送检的微生物检查结果为阴性。

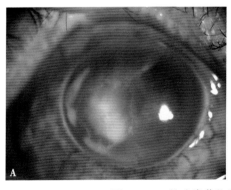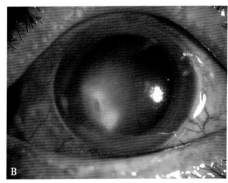

图 5-1-29 抗病毒药物导致的药源性角结膜病变

A. 治疗前，混合充血 ++，角膜溃疡，角膜基质灰白色浸润；B. 治疗 1 周后，角膜溃疡较前愈合，浸润区明显缩小，瞳孔药物性散大，眼压正常。

治疗 7 周后，角膜溃疡基本愈合，局部基质轻度水肿；治疗 10 周后，角膜基质水肿消失，角膜云翳形成（图 5-1-30），左眼视力 0.2。

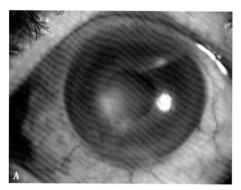 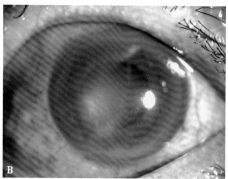

图 5-1-30　抗病毒药物导致的药源性角膜病变
A. 治疗 7 周后，角膜溃疡基本愈合，局部基质轻度水肿；B. 治疗 10 周后，角膜基质水肿消失，云翳形成，左眼视力 0.2。

【病例分析要点】

1. 抗病毒性药物导致药源性角膜病变，多在原有角膜病治疗过程中发生，其主要原因为不合理地、过度使用药物。在该患者的原有角膜病治疗过程中，除了较长时间频繁滴用抗病毒滴眼液外，反复结膜下注射抗菌或抗病毒药物也是导致药源性角膜病变的可能原因。

病毒性角膜炎的治疗过程中，应该观察病情的改变，及时调整治疗方案，尤其需要注意避免短时间内反复结膜下注射药物。

2. 病毒性角膜炎形成的角膜病灶多为非化脓性的，临床表现多为灰白色浸润，据此，可以初步与细菌性或真菌性角膜溃疡的脓性病灶相鉴别；当根据临床表现难以进行鉴别时，需要进行微生物检查，或角膜激光共聚焦显微镜检查，排除继发感染的可能性。

3. 药源性角膜病变的诊断性治疗是验证诊断的重要步骤之一，当暂停患者以往用药，并给予促进角膜愈合的药物治疗后，患者病情逐渐好转，可间接证明临床诊断的正确性。

三、抗真菌药物的眼表毒性

真菌性角膜炎是一种化脓性感染性角膜炎，为我国常见的感染性角膜炎之一。患者多为从事农业的人员，以及角膜接触镜配戴者。在我国，真菌性角膜炎的主要病原菌是镰孢菌和曲霉菌。眼部常用的抗真菌药主要为多烯类抗真菌药物和唑类抗真菌药物。

（一）眼科主要抗真菌药物

1. 多烯类抗真菌药物 那他霉素（natamycin）和两性霉素 B（amphotericin B，AmB）是目前在眼科领域应用的多烯类药物，其抗真菌作用的机制是与真菌细胞膜上的麦角固醇结合，改变细胞膜的通透性，导致细胞内钾离子、氨基酸、核苷酸等重要物质外漏，从而破坏细胞正常代谢，抑制其生长。多烯类药物对真菌细胞膜的破坏程度有剂量相关性，然而，超过一定浓度后，如再增加药物剂量，则将损伤人体细胞的细胞膜结构，导致药物毒性的发生。

那他霉素常用制剂为 5% 的混悬液。抗丝状真菌的效果较好，尤其是镰孢菌和曲霉菌。两性霉素 B 眼部常用制剂为 0.15%，其药物毒性限制了滴眼液浓度的增加，是治疗念珠菌性角膜炎的首选药物，其新型制剂为 AmB 脂质体。对于顽固的真菌性角膜炎，AmB 可以通过结膜下注射（10μg/0.1mL）、前房内注射（5～10μg/0.1mL）、角膜基质内注射（5μg/0.1mL）、玻璃体腔注射（5～10μg/0.1mL），以及静脉注射（0.1mg/kg）等途径给药[12]。

AmB 能穿透细胞膜，与细胞膜上的固醇结合形成跨膜通道，引起细胞内一价阳离子和代谢物质的渗漏，从而引起细胞死亡。此外它能直接引起细胞膜氧化损伤，对体液免疫和细胞免疫通路均有增强作用。AmB 的悬浮液制剂能引起明显的局部组织刺激。其毒性反应也与炎症因子 IL-1β、TNF-α 的升高和导致细胞凋亡有关。

2. 唑类抗真菌药物 唑类抗真菌药物包括：三唑类（伊曲康唑、氟康唑等）和咪唑类（克霉唑、益康唑、酮康唑、咪康唑等），其中新型的三唑类药物包括：伏立康唑（voriconazole）、泊沙康唑（posaconazole）、雷夫康唑（ravuconazole）。目前，伏立康唑因其生物利用度高，穿透力强，成为临床上配制滴眼剂应用较多的药物。

伏立康唑是新型的第二代三唑类抗真菌药物，为氟康唑的衍生物，在氟康唑结构丙基骨架上加入 1 个甲基并用 1 个氟嘧啶环取代氟康唑的 1 个三唑环，这种结构大大增强了复合物对 14- 脱甲基酶的亲和力和抑制 CYP5 的能力。伏立康唑可以通过局部点眼（滴眼剂浓度为 1%）、角膜基质内注射（50μg/0.1mL）、前房内注射（25μg/0.1mL）、玻璃体腔注射（100μg/0.1mL），口服及静脉滴注等多种途经给药[12]，对常规治疗无效的真菌性角膜炎或真菌性眼内炎显示出较好的治疗效果。

3. 棘球白素类抗真菌药物 棘球白素作为一种可杀死真菌的药物具有抗菌谱广、活性强的特点，是治疗免疫抑制患者和免疫正常患者真菌感染的重要药物，体外实验表明其对念珠菌和曲霉菌敏感，对镰孢菌耐药。目前已进入临床研究的有卡泊芬净（caspofungin）、米卡芬净（micafungin）和阿尼芬净（anidulafungin）。其中，卡泊芬净是新型抗真菌化合物棘球白素类中第一个用于临床的药物，

2001 年 2 月美国 FDA 和欧洲批准用于 AmB 治疗无效或不能耐受 AmB 的侵袭性曲霉菌病患者。

（二）抗真菌药物眼表毒性的临床表现

1. 眼睑及结膜　局部滴眼剂可引起睑缘炎（图 5-1-31）和滤泡性结膜炎（图 5-1-32），结膜下注射两性霉素 B 能导致长期的眼周炎症，注射部位结膜的溃疡以及明显的组织坏死。

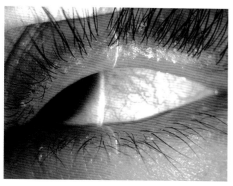

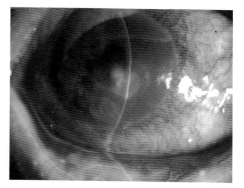

图 5-1-31　真菌性角膜炎
局部抗真菌药物引起的睑缘充血，脂栓形成。

图 5-1-32　真菌性角膜炎
局部抗真菌药物引起的下睑结膜水肿，结膜滤泡增生。

2. 角膜的临床表现　眼局部抗真菌药物导致的毒性表现主要为角膜炎，在眼科局部抗真菌药物中，两性霉素 B 和那他霉素对角膜上皮细胞的毒性最大，而米卡芬净和伏立康唑对角膜上皮细胞的毒性最小[13]。角膜基质内注射两性霉素 B[14]，可引起角膜水肿，角膜上皮细胞糜烂以及诱发严重的新生血管形成。（图 5-1-33，图 5-1-34）

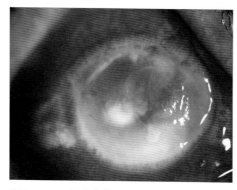

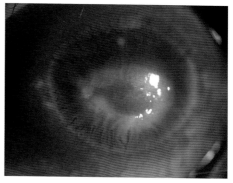

图 5-1-33　抗真菌药物导致的药源性角膜病变
全角膜水肿多灶性基质浸润，前房少量积脓。

图 5-1-34　抗真菌药物导致的药源性角膜病变
迁延性角膜溃疡，周边角膜新生血管长入。

（三）处理原则

1. 根据患者的临床表现程度，减少或者停用抗真菌药物，但是需要注意的是，由于真菌性角膜炎治疗疗程较长，病情容易反复，因此抗真菌药物的减量或停用需慎重；角膜刮片以及共聚焦显微镜检查有助于临床对抗真菌药物疗效的评价。

2. 角膜溃疡在治疗逐渐好转时，如果不明原因的突然加重，而角膜刮片或角膜共聚焦显微镜检查，并未提供病原菌增多的情况下，需要考虑到抗真菌药物毒性作用的可能性。

3. 在促进角膜溃疡修复药物治疗效果不佳时，对于病史长，角膜溃疡迁延不愈，或感染累及深基质，甚至有穿孔风险的患者，需及时考虑手术治疗。

（四）典型病例

患者，男，63 岁，农民。患者 1 个月前务农后突然出现左眼红、疼伴视力下降，当地医院诊断"左眼真菌性角膜炎"，给予 5% 那他霉素滴眼液，0.5h 1 次；配制 0.1% 两性霉素 B 滴眼，0.5h 1 次；0.1% 氟康唑滴眼液，0.5h 1 次；全身静脉给予氟康唑治疗。治疗 20 余天，患者自觉症状无好转，转至我院，以"左眼角膜炎"收入院。患者既往无糖尿病及高血压等全身病史。

眼科检查：VOS 指数 / 眼前，VOD 0.5。IOP OU Tn。裂隙灯检查：左眼结膜混合充血（++），角膜中央偏鼻下方角膜溃疡，大小 3mm×5mm，边界清楚，溃疡区角膜变薄，约为 1/3 角膜厚度，溃疡基底清洁，未见明显坏死组织，溃疡周围角膜上皮水肿增厚，下方角膜基质水肿，后弹力层轻度皱褶，未见内皮斑，前房（−），瞳孔欠圆，晶状体轻度混浊，眼底窥不入（图 5-1-35）。右眼结膜无明显充血，角膜透明，前房（−），晶状体轻度混浊，眼底无异常。共聚焦显微镜检查：真菌菌丝（−）。

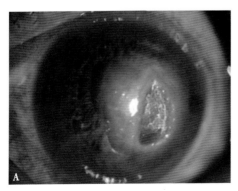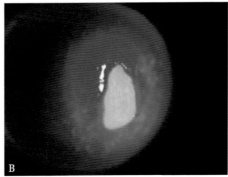

图 5-1-35 抗真菌药物导致的药源性角膜病变

A. 角膜溃疡，基底干净，溃疡边缘上皮增厚隆起，基质无明显浸润；B. 角膜溃疡区荧光素染色（+）。

诊断：左眼药源性角膜炎。

诊断依据：患者局部和全身抗真菌治疗，用三种药物，每天平均点眼次数60余次，持续30天，症状逐渐加重，角膜溃疡基底部干净，边界清晰，溃疡周围上皮增厚，实验室微生物检查及角膜共聚焦显微镜检查均未见真菌菌丝，故考虑抗真菌药物引起的角膜病变。

处理：停用抗真菌药物，给予左眼50%自体血清1次/2h，妥布霉素眼膏2次/d。治疗10天后，左眼角膜溃疡愈合，荧光素染色(−)(图5-1-36)。

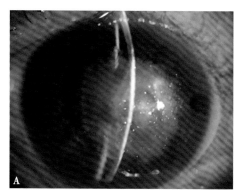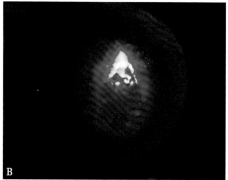

图5-1-36　抗真菌药物导致的药源性角膜病变治疗后
A. 角膜溃疡愈合，形成角膜云翳；B. 角膜荧光素染色(−)。

【病例分析要点】

1. 真菌性角膜炎的治疗过程往往较长，当角膜溃疡出现迁延不愈，尤其角膜溃疡基底部清洁、基质无明显浸润或者坏死时，需要考虑局部抗真菌药物引起的药源性角膜病变的可能性，尤其当患者出现体征与症状分离现象时，更需要注意。

2. 当怀疑或诊断抗真菌药物引起的药源性角膜病变时，临床处理需要慎重，建议逐渐减少抗真菌药物的使用次数，同时进行角膜激光共聚焦显微镜，或者角膜刮片检查，以便指导治疗方案的制定。

3. 对于角膜基质炎症明显的患者，在确定病原体基本消除的基础上，可加用0.05%环孢素A滴眼液2～3次/d，或者1%他克莫司滴眼液1～2次/d治疗。

四、抗阿米巴药物的眼表毒性

阿米巴性角膜炎是一种严重的致盲性眼病。感染角膜的阿米巴主要包括棘阿米巴属和耐格里属，棘阿米巴属较为多见。临床上常用的抗阿米巴药主要有四类：芳香二脒类、双胍类阳离子消毒剂、咪唑类以及氨基糖苷类。前两类在临床上较为常用 [15]。目前国内并无商品化的抗阿米巴滴眼剂，常需配制。

（一）眼科主要抗阿米巴药物

1. 芳香二脒类 芳香二脒类药是最早用于治疗阿米巴性角膜炎的药物，主要包括：

（1）羟乙磺酸丙氧苯脒（propamidine isethionate）；

（2）羟乙磺酸戊氧苯脒（pentamidine isethionate）；

（3）双溴丙脒（dibromopropamidine）；

（4）乙酰甘氨酸重氮氨苯脒（diminazene aceturate）；

（5）羟乙磺酸羟蔗脒（hydroxystilbamidine isethionate）；

（6）二羟乙磺酸己氧苯脒（hexamidine dissethionate）。

芳香二脒类药抗阿米巴的作用机制主要是药物分子的双极结构所产生的阳离子表面活性作用，能破坏阿米巴细胞膜结构，引起膜渗透性增加，细胞内离子、水以及生物大分子漏出，从而导致阿米巴死亡。目前临床常用的芳香二脒类药有 0.1% 羟乙磺酸丙氧苯脒（brolene）和 0.1% 羟乙磺酸己氧苯脒（desomedine），但临床观察发现长期使用该类药能引起角膜毒性反应。

2. 双胍类阳离子消毒剂 双胍类阳离子消毒剂主要有氯己定（洗必泰，chlorhexidine）和聚六亚甲基双胍（polyhexamethylene biguanide，PHMB），以前主要是用作环境消毒剂以及角膜接触镜护理液中的消毒剂。其抗菌作用主要是通过破坏细菌细胞膜及抑制细胞内脱氢酶的活性，抗阿米巴则是通过影响细胞膜的功能。

研究报道 [16, 17] 氯己定浓度在 0.05% 时，即可在体外对兔角膜上皮细胞和内皮细胞有明显毒性作用。而 PHMB 与氯己定相比，PHMB 对阿米巴包囊的囊膜有更强的破坏作用，但在剂量依赖和时间依赖上，均对角膜细胞有更明显的毒性反应。体外研究显示，PHMB 在对阿米巴作用 8、24、48h 的 MCC 浓度分别是 9.42、5.62 和 2.37μg/mL，氯己定对阿米巴作用 8、24、48h 的 MCC 浓度分别是 24.32、10.02 和 7.02μg/mL。而人角膜基质细胞在 PHMB 的 MCC 浓度存活率分别为 91.7%，64.6% 和 49.7%，而在氯己定的 MCC 浓度存活率分别为 95.7%，90.6% 和 78.1%。

（二）抗阿米巴药物眼表毒性的临床表现

因阿米巴性角膜炎的治疗期较长，临床对于抗阿米巴药物的眼表毒性反应需引起注意，尤其当原有的角膜病变好转，又不明原因的出现病情反复或加重时，应考虑药物毒性作用的可能。

1. 结膜 药物长期使用时，可出现睑缘充血；结膜充血及滤泡增生，多以下方球结膜和穹窿结膜为主（图 5-1-37，图 5-1-38）。

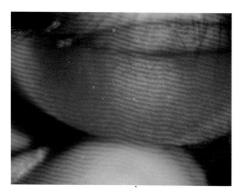

图 5-1-37　抗阿米巴药物导致的药源性结膜病变

结膜充血，细小结膜滤泡形成。

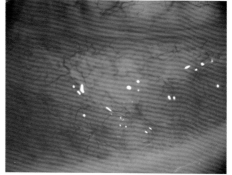

图 5-1-38　抗阿米巴药物导致的药源性结膜病变

结膜充血，较大的结膜滤泡形成。

2. 角膜　可出现溃疡愈合延迟，水肿加重，角膜溃疡区边缘的上皮增厚等（图 5-1-39，图 5-1-40）。

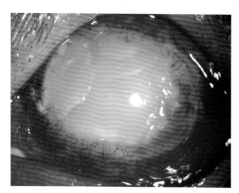

图 5-1-39　抗阿米巴药物导致的药源性角膜病变

角膜上皮大片剥脱，全基质水肿浸润，羊膜覆盖术未能控制病情发展。

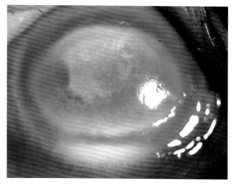

图 5-1-40　抗阿米巴药物导致的药源性角膜病变

角膜溃疡边缘上皮增厚，角膜水肿，角膜中央区可见药物沉积，前房积脓。

（三）处理原则

1. 因为阿米巴性角膜炎的治疗过程往往较长，如果立即停药，有可能出现阿米巴性角膜炎复发的风险，所以建议根据角膜溃疡区刮片及角膜激光共聚焦显微镜检查，在确定病原体明显减少或消失后，再减少药物使用或者停药。

2. 对于病情需要不能减量或停药的患者，可在抗阿米巴药物治疗的同时，给予无防腐剂的人工泪液，或者眼用凝胶联合治疗。

3. 药物治疗控制不良的患者，或角膜病变较深的溃疡，需尽早行手术治疗；术后应常规给予低频次抗阿米巴药物治疗，疗程至少 1 个月。

（四）典型病例

患者，男，45 岁，职员。患者 1 个月前因感冒发烧 1 周后突然出现左眼红痛伴视物模糊，在当地医院诊断为"左眼病毒性角膜炎"，给予抗病毒药物治疗 1 周，病情无好转，转至市级医院会诊，因患者角膜出现环形浸润，故诊断为阿米巴性角膜炎，给予氯己定滴眼液（自配）和甲硝唑滴眼液（自配）每 15min 1 次，连续治疗 3 周后，因病情加重转至本院会诊。患者既往无糖尿病及高血压等全身病史和用药史。

眼科检查：VOD 0.8，VOS 指数 / 眼前，指测眼压 Tn。裂隙灯检查：左眼结膜混合充血（++），角膜中央区溃疡，6mm×6mm，边界清楚，溃疡基底清洁，未见明显坏死组织，下方角膜深基质浸润，下方前房窥不清，眼底窥不入（图 5-1-41）。

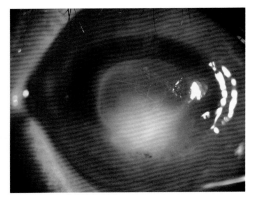

图 5-1-41　抗阿米巴药物导致的药源性角膜病变
角膜中央区溃疡，边界清楚，溃疡基底清洁，未见
明显坏死组织，下方角膜深基质浸润。

右眼角膜透明，前房（−），眼底无异常。共聚焦显微镜检查：真菌菌丝（−），阿米巴包囊（−）。角膜刮片细胞学检查未见病原体。

临床诊断：左眼药源性角膜病变。

诊断依据：患者因发烧感冒诱发角膜炎，并无明显危险因素，如外伤或污水溅入眼睛的病史；患者有每日达上百次的滴用抗阿米巴眼药水的病史；转入本院后多次角膜激光共聚焦显微镜检查以及角膜刮片细胞学检查均为阴性。

处理：停用抗阿米巴药物，给予无防腐剂玻璃酸钠滴眼液每日 4 次，小牛血去蛋白提取物眼用凝胶每日 4 次，加替沙星眼用凝胶每日 2 次，散瞳每日 1 次，同时口服维生素 C 和维生素 B_2。

治疗 1～2 周后复查,患者症状明显减轻,角膜溃疡较前有所缩小,下部角膜基质浸润减轻,浅层新生血管长入(图 5-1-42)。嘱继续前治疗,定期随诊。之后患者未能就诊而失访。

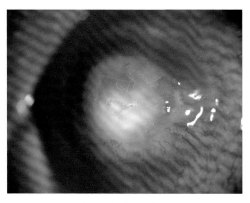

图 5-1-42　治疗 2 周后
角膜溃疡较前有所缩小,下部角膜基质浸润减轻,
浅层新生血管长入。

【病例分析要点】

1. 抗阿米巴药物引起的药源性角膜病变,多在原有疾病,或者诊断不明确并给予抗阿米巴药物治疗的基础上,临床常表现为角膜病变迁延不愈,甚至出现原有角膜溃疡加重,或角膜水肿浸润扩大的现象。对于已经明确诊断阿米巴性角膜炎的患者,要根据复查微生物检测,来确定病变加重的原因;对于原诊断不明确者,建议可以暂停用抗阿米巴药物,观察病情的变化,并复查微生物检测,之后再调整治疗方案。

2. 阿米巴性角膜炎的病因诊断需要进行实验室微生物检查,包括角膜激光共聚焦显微镜检查、角膜刮片细胞学检查,以及阿米巴培养;当临床诊断证据不足时,如缺乏危险因素,或者缺乏典型的角膜放射状神经炎、角膜环形浸润,以及带有边缘区沟状融解的角膜溃疡时,务必进行微生物检查,以便明确诊断。

(张　琛　邓世靖　孙旭光)

第二节　局部糖皮质激素及非甾体抗炎药对眼表的毒性

一、糖皮质激素对眼表的毒性

广义的激素类药物指以人体或动物激素(包括与激素结构、作用原理相同的有机物)为有效成分的药物。狭义的激素类药物一般是指"肾上腺糖皮质类药物"的简称,经由肾上腺皮质的束状带合成和分泌。糖皮质激素不仅对机体的发育、生长、代谢和免疫功能等起着重要调节作用,而且是机体应激反应调节中最重要的调节激素;糖皮质激素是临床上使用最为广泛而有效的抗炎和抗免疫制剂。

(一)糖皮质激素滴眼剂的种类及药理作用机制

1. 糖皮质激素滴眼剂的种类 临床按药效时间长短划分糖皮质激素:可分为短效、中效和长效 3 个种类。短效类有 0.5% 氢化可的松滴眼液,作用时间为 8~12h;中效类有 1% 醋酸泼尼松龙滴眼液、0.5% 醋酸可的松滴眼液、0.5% 氯替泼诺滴眼液、0.1% 和 0.02% 氟米龙滴眼液,作用时间为 12~36h[18];长效类有 0.025% 地塞米松磷酸钠滴眼液等,作用时间为 36~54h。

此外,还有激素联合抗生素的复方制剂,如妥布霉素 + 地塞米松滴眼液(0.1%)和眼膏,复方新霉素 + 多黏菌素 + 醋酸泼尼松龙滴眼液(0.5%)等。

2. 糖皮质激素滴眼剂药理作用机制 糖皮质激素具有较强的抗炎、抗毒、抗过敏、抗休克、非特异性抑制免疫以及退热等多种作用,并且能够稳定溶酶体膜、减少溶酶体内水解酶的释放、抑制致炎物质,如缓激肽、5- 羟色胺和前列腺素的产生;在抗免疫作用中,糖皮质激素可以抑制巨噬细胞对抗原的识别和吞噬处理、抑制免疫细胞的增殖分化、抑制 T 细胞和 B 细胞对加工后抗原的识别、增加肥大细胞颗粒的稳定性、抑制组胺及其他炎性介质的形成与释放,以及抑制由 B 淋巴细胞分化成浆细胞[19]。

眼部使用糖皮质激素能够有效快速控制炎性反应和病情,在炎症早期能减轻组织免疫反应,减轻浸润水肿和组织损害,在炎症后期,能减少瘢痕和新生血管形成,促进炎症消退。因此糖皮质激素类滴眼剂是目前抑制眼部炎症反应最常用的药物之一。

(二)糖皮质激素滴眼剂的眼表毒性

糖皮质激素滴眼剂引起眼表毒性的机制相当复杂,可能与细胞水通道蛋白 -1 表达受影响,细胞骨架的改变,细胞表面糖皮质激素 p 受体表达降低及表皮生长因子表达受抑制等有关。糖皮质激素滴眼剂通过抑制神经生长因子(NGF)和肿瘤调控因子受体超家族 11b 转录 mRNA 的表达,从而降低 NGF 和 TNFRSF11b 对角膜上皮的修复作用和对角膜创缘细胞的迁移作用来延迟角膜创伤愈合;此外,糖皮质激素滴眼剂还通过抑制神经营养因子对角膜神经的营养作用来抑制角膜上皮创伤的愈合。

(三)糖皮质激素滴眼剂所致眼表损伤的临床表现及其处理

糖皮质激素滴眼剂对眼表的损害,主要包括角膜上皮损伤、角膜溃疡延迟愈合或溃疡加重,甚或角膜穿孔[20],以及角膜感染加重或继发感染。

1. 角膜上皮损伤及其处理方法

（1）临床表现：糖皮质激素滴眼剂对角膜上皮的损伤可表现为，点状角膜上皮病变、丝状角膜炎、反复角膜上皮糜烂或上皮剥脱等（图 5-2-1）。

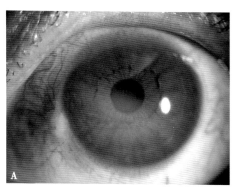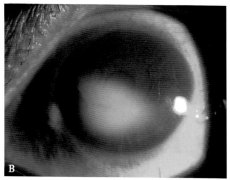

图 5-2-1　糖皮质激素导致的药源性角膜上皮病变

A. 反复角膜上皮糜烂；B. 角膜荧光素染色（+）。

糖皮质激素滴眼剂是通过靶细胞内的糖皮质激素受体（glucocorticoid receptor，GR）介导而发挥生物学效应。靶细胞对糖皮质激素的敏感性与细胞内的激素量、GR 数量和功能状态直接相关，同时糖皮质激素是 GR 下降调节的重要因子，能减少 GR mRNA 转录，缩短 GR 蛋白的半衰期。

角膜上皮细胞、基质成纤维细胞、内皮细胞均表达 GR。1% 泼尼松龙可通过激活糖皮质激素受体以及内源性细胞凋亡途径，诱发角膜上皮细胞的凋亡[21]。同时糖皮质激素滴眼剂通常含有防腐剂，长期使用可引发由于防腐剂所致的眼表损伤，由于激素抑制了上皮愈合能力从而加重角膜上皮的损伤（图 5-2-2，图 5-2-3）。

（2）处理方法

1）寻找可能的病因或致病因素，根据病情调整激素用量或停用激素。

2）给予促进角膜上皮修复的药物。人工泪液的使用有助于稳定泪膜，保护角膜上皮，如玻璃酸钠滴眼液。针对角膜上皮损伤程度可给予小牛血去蛋白提取物滴眼液或眼用凝胶、生长因子类滴眼液、20%～100% 自体血清治疗。在药物治疗的同时，可给予角膜绷带镜。

2. 角膜基质损伤及其处理方法

（1）临床表现：主要为迁延性角膜溃疡（图 5-2-4）、后弹力层膨出（图 5-2-5）或角膜穿孔。

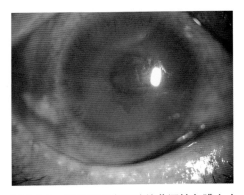

图 5-2-2 糖皮质激素导致的药源性角膜上皮病变

中央区角膜上皮片状缺损,其周围上皮水肿。

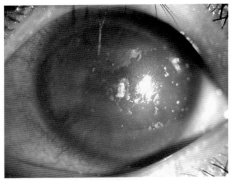

图 5-2-3 糖皮质激素导致的药源性角膜上皮病变

角膜上皮糜烂,丝状剥脱。

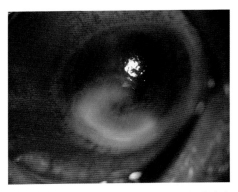

图 5-2-4 糖皮质激素导致的药源性角膜病变
中下部角膜迁延性溃疡。

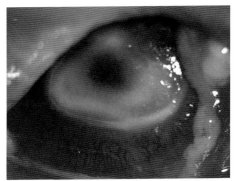

图 5-2-5 糖皮质激素导致的药源性角膜病变
近全角膜溃疡,中央区角膜明显变薄,后弹力层轻度膨出。

(2)处理方法

1)及时停止糖皮质激素滴眼剂的使用,给予促进角膜修复的药物。

2)对于造成深基质溃疡或角膜穿孔的患者,应立即行手术治疗,如板层角膜移植术,或穿透性角膜移植术。

3. 糖皮质激素滴眼剂对眼表的毒性损伤汇总 详见表 5-2-1。

表 5-2-1　糖皮质激素所致的常见眼表损伤

糖皮质激素滴眼剂种类	眼表损伤表现
氟米龙滴眼液	偶见眼刺激感或结膜充血,罕见疱疹性角膜炎、真菌性角膜炎、铜绿假单胞菌性角膜炎、角膜穿孔
醋酸泼尼松龙滴眼液	可引起局部刺激,继发眼部真菌或病毒感染
妥布霉素地塞米松滴眼液	眼毒性和过敏反应,包括眼睑刺痒、水肿、结膜充血 长期使用抗生素和激素后易发生角膜真菌感染和继发眼部细菌感染
氯替泼诺滴眼液	少数患者视力异常、烧灼感、球结膜水肿、分泌物、干眼、溢泪、异物感、瘙痒、刺痛和畏光

【处理注意点】

1. 临床上某些类型的角膜溃疡(特别是非感染性或免疫相关的)可以根据病情适当使用激素,对于非感染性角膜溃疡,适当应用糖皮质激素滴眼剂可以有效抑制免疫反应,促进角膜溃疡愈合;对于感染性角膜炎症,如细菌性角膜溃疡,在有效控制细菌感染后,适当应用糖皮质激素滴眼剂可以减轻角膜组织的损伤,减少瘢痕形成。

2. 临床需要注意的是,糖皮质激素滴眼剂可以通过增强胶原酶的活性,加快角膜基质的溶解,使溃疡向纵深发展,同时激素类药物也抑制角膜基质中成纤维细胞的再生,从而抑制胶原纤维及黏多糖的合成,妨碍溃疡的修复。非甾体抗炎药物联合激素药物使用时,对角膜溃疡损害加重有协同作用。角膜溃疡如果不合理地使用激素,不仅不能阻止溃疡的进展,甚至可以导致穿孔。

3. 角膜感染加重或继发感染　对于未明确诊断的角膜溃疡,若不恰当地使用激素,早期会抑制炎症反应,掩盖部分病情,进而感染加重,致病情恶化。如真菌性角膜炎若早期使用激素,则病情发展迅速,难以控制;细菌性角膜炎必须在联合强力有效的抗生素或感染已经控制的情况下,可考虑小剂量低频次使用激素(图 5-2-6～图 5-2-8),否则会进一步加重感染。长期使用激素治疗的患者,免疫力降低,可使致病菌或机会致病菌感染风险增加,如若有单纯疱疹病毒感染的患者也可诱发角膜炎复发[22]。

4. 合理应用糖皮质激素滴眼剂,是避免其导致角膜病变的重要措施,临床医生应时刻注意糖皮质激素滴眼剂在有效控制炎症反应的同时,可产生多种副作用。因此,无论何种原因使用糖皮质激素滴眼剂治疗,均应密切观察病情变化,做好患者宣教,避免患者盲目使用激素造成角膜损害。对于应用激素后病情未控制甚或加重时,务必仔细考虑调整治疗方案,避免盲目加大用量的做法。

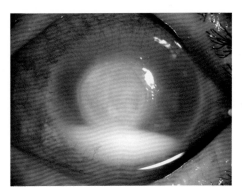

图5-2-6 药源性角膜病变继发细菌感染
中央区角膜脓性溃疡,前房大量积脓。

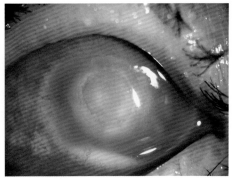

图5-2-7 抗菌治疗后溃疡明显控制,前房积
脓明显减少

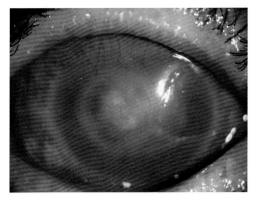

图5-2-8 角膜溃疡愈合
脓性浸润吸收,前房积脓消失,此时加用低浓度
糖皮质激素滴眼液,有利于炎症消退,减少角膜
瘢痕程度。

(四)典型病例

病例1 患者,男性,60岁,因"角膜炎"50余天就诊。既往有病毒性角膜炎史,本次因感冒发热后诱发角膜炎发作,当地医院诊为"左眼病毒性角膜炎",给予0.1%阿昔洛韦滴眼液及0.3%妥布霉素滴眼液治疗,同时给予结膜下注射地塞米松2.5mg+妥布霉素2万单位,每日1次,连续3日,之后给予结膜下注射甲泼尼龙20mg+妥布霉素2万单位,每日1次,连续6日。

眼科检查:VOS 0.02,VOD 0.4,左眼睫状充血+,角膜鼻下象限溃疡直径3mm,前房积脓2mm(图5-2-9)。

临床初步诊断:左眼药源性角膜病变,左眼病毒性角膜炎。

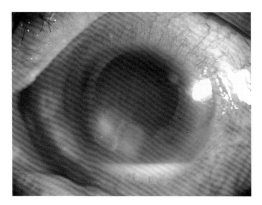

图 5-2-9　左眼睫状充血＋，角膜鼻下象限溃疡
3mm×3mm，前房积脓 2mm

　　诊断依据：患者有病毒性角膜炎史；本次因感冒发热引发角膜炎，多次频繁结膜下注射糖皮质激素和抗生素，以及同时多种滴眼液点眼史；角膜溃疡迁延并出现前房积脓。

　　处理：暂停以往用药，给予更昔洛韦眼用凝胶每日 2 次，小牛血去蛋白提取物眼用凝胶 6 次，散瞳 1 次，晚间涂红霉素眼膏。

　　治疗 1 周后，角膜溃疡面积明显缩小，角膜基质浸润减轻，前房积脓基本吸收（图 5-2-10），治疗 1 个月后，角膜溃疡基本愈合，前房积脓完全消失，角膜云翳形成（图 5-2-11）。

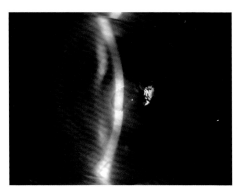

图 5-2-10　治疗 1 周后
角膜溃疡面积明显缩小，角膜基质浸润减轻，前房积脓吸收。

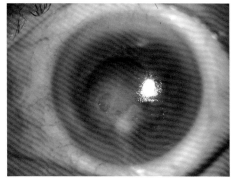

图 5-2-11　治疗 1 个月后
角膜溃疡基本愈合，前房积脓完全吸收，角膜云翳形成。

【病例分析要点】

　　1. 患者既往有病毒性角膜炎史，本次因感冒发热引发角膜炎，因此临床推测其原发角膜疾病为病毒性角膜炎，由于在治疗病毒性角膜炎过程中，多次频繁结膜下注射糖皮质激素和氨基糖苷类抗生素，以及同时多种滴眼剂点眼，导致药源性角膜病变发生，当角膜溃疡加重，前房出现积脓后，当地医院认为是病毒感染未能有效控制，故继续结膜下注射糖皮质激素，致使病情加重。

2. 临床上，病毒性角膜炎分为上皮感染型、基质型、内皮型及神经营养性角膜病变。在病毒性角膜炎治疗前，一定要确定其类型，并根据不同类型制定不同的治疗方案，总体上讲，上皮感染型的活动期，如树枝状或地图状角膜炎，应禁用糖皮质激素；对于角膜基质溃疡的患者应慎用糖皮质激素；应避免采用频繁结膜下注射糖皮质激素的方法治疗病毒性角膜炎。

病例2 患者，男性，50岁，职员。主诉左眼红痛，视力下降1.5个月。患者1.5个月前无明显诱因出现左眼红，3天后眼痛并稍有视物不清在当地医院就诊，诊断为"左眼角膜炎"，给予抗病毒滴眼液及糖皮质激素滴眼液（具体药物名称不详）点眼，1次/h，连续2周，因病情加重转入市级医院就诊，诊断为"左眼角膜炎，虹膜炎"，给患者加用氧氟沙星滴眼液，1次/d，原有药物继续应用，治疗近4周后，患者角膜出现环形浸润，因怀疑阿米巴性角膜炎转至本院就诊。患者12年前曾行双眼角膜放射状切开术治疗近视，既往体健，无角膜病史。

眼科检查：VOD 0.8，VOS 0.02，左眼混合充血++，角膜基质环形浸润，浸润区内上皮缺损，基质水肿，并可见基质层遗留的放射状切开术后瘢痕，前房窥不清，KP+（图5-2-12）。右眼无充血，角膜基质可见基质层遗留的放射状切开术后瘢痕。角膜激光共聚焦显微镜检查未见阿米巴包囊。角膜知觉检查，右眼无异常，左眼明显下降。

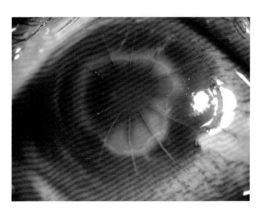

图5-2-12 左眼混合充血++，角膜基质环形浸润，浸润区内上皮缺损，基质水肿，并可见基质层遗留的放射状切开术后瘢痕

初步诊断：左眼药源性角膜病变，双眼放射状角膜切开术后。

诊断依据：患者有双眼放射状角膜切开术史，发病前无明显诱发因素或危险因素，频繁点用糖皮质激素滴眼液、抗病毒滴眼液以及抗生素滴眼液，角膜激光共聚焦显微镜检查未见病原体、左眼角膜知觉减退。

处理：暂停以往用药，给予无防腐剂玻璃酸钠滴眼液 6 次 /d，20% 自体血清滴眼液 4 次 /d，配戴治疗性角膜接触镜，夫西地酸眼用凝胶，1 次 / 晚。

治疗 2 周后复查，左眼充血明显减轻，角膜环形浸润程度明显减轻，上皮缺损区缩小（图 5-2-13），左眼视力提高到 0.1。

治疗 4 周后复查，左眼充血消失，角膜环形浸润大部分吸收，上皮缺损区全愈合（图 5-2-14），左眼视力提高到 0.4。

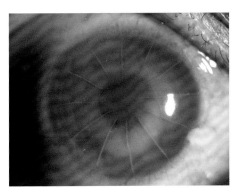

图 5-2-13　治疗 2 周后

左眼充血明显减轻，角膜环形浸润程度明显减轻，上皮缺损区缩小。

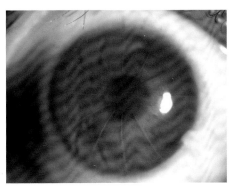

图 5-2-14　治疗 4 周后

左眼充血消失，角膜环形浸润大部分吸收，上皮缺损区全愈合。

【病例分析要点】

1. 角膜环形浸润最常见的原因是阿米巴性角膜炎和药源性角膜病变，而在非感染性原因之中，药源性角膜病变是第一位的原因，而且药源性角膜病变的患者发病前往往缺乏危险因素或诱发因素，如外伤或感冒发热等。

2. 配戴治疗性角膜绷带镜同时点用自体血清的病人，建议每周更换一次角膜接触镜，避免因高浓度血清蛋白阻塞角膜接触镜的孔隙，导致角膜缺氧水肿，进而引起角膜上皮修复障碍。角膜上皮基本修复后，可以停用治疗性角膜接触镜。

（黄　悦　王智群　孙旭光）

二、非甾体抗炎药对眼表的毒性

局部非甾体抗炎药（nonsteroidal anti-inflammatory drugs，NSAIDs）是一类不含有甾体结构的抗炎药，自阿司匹林于 1898 年首次合成后，100 多年来已有百余种上千个品种的药物上市,进入临床应用。该类药物主要包括阿司匹林、对乙酰氨基酚、吲哚美辛、双氯芬酸、布洛芬,以及塞来昔布等。全身应用具有抗炎、抗风湿、止痛、退热和抗凝血等作用,在临床上广泛用于骨关节炎、类风湿关节炎、多种发热和各种疼痛症状的缓解。

目前,眼科临床应用较多的 NSAIDs 眼部制剂主要有双氯芬酸钠滴眼剂、普拉洛芬滴眼剂和溴芬酸钠滴眼剂等,主要药物功效是缓解局部疼痛及消炎,因此,被广泛应用于眼表及眼前节炎症。然而,随着眼用非甾体抗炎药的广泛应用,关于该类药物引起的眼表损伤也屡见报道[23-26],所以,需要临床医生进一步了解该类药物的作用机制及毒性反应。

(一)局部非甾体抗炎药作用机制

虽然不同的 NSAIDs 化学结构各不相同,但是其作用机制几近相同,均为通过抑制前列腺素的合成,发挥其解热、镇痛和消炎作用。

NSAIDs 产生中等程度的镇痛作用,镇痛作用部位主要在外周。在组织损伤或炎症时,局部产生和释放致痛物质,同时前列腺素(prostagrandine,PG)的合成增加。前列腺素提高痛觉感受器对致痛物质的敏感性,对炎性疼痛起放大作用。同时 PGE1、PGE2 和 PGF2α 是致痛物质,引起疼痛。NSAIDs 的镇痛机制是:

1. 通过抑制环氧化酶 COX 活性,阻断前列腺素的合成。

2. 抑制淋巴细胞活性和活化的 T 淋巴细胞的分化,减少对传入神经末梢的刺激。

3. 直接作用于伤害性感受器,阻止致痛物质的合成和释放。

大多数的 NSAIDs 具有消炎作用。NSAIDs 通过抑制前列腺素合成,抑制白细胞聚集,减少缓激肽形成,抑制血小板凝集等作用发挥消炎作用,并且对控制感染及非感染性炎症的效果肯定。

(二)局部非甾体抗炎药毒副作用发生机制

目前,局部非甾体抗炎药毒副作用发生机制尚未明确,其可能与花生四烯酸的代谢途径有关。

1. 炎症趋化作用 花生四烯酸的第一条代谢途径是经环氧化酶催化转化为前列腺素,非甾体抗炎药主要通过抑制环氧化酶发挥药理活性。花生四烯酸的第二条代谢途径是经脂氧合酶催化产生白三烯、脂氧素和过氧化烟酸。此外,花生四烯酸还有第三条代谢途径是 p450 依赖通路。有研究推测,非甾体抗炎药选择性阻断花生四烯酸的环氧化酶代谢途径,而未被代谢的花生四烯酸则被分流到脂氧合酶代谢通路中[27,28]。由此产生的白三烯、过氧化烟酸的积累成为中性粒细胞和增加血管通透性的炎症介质的趋化因子。这些趋化因子可以增强中性粒细胞在角膜组织内的浸润能力。在接受角膜屈光手术的患者中,发现应用 NSAIDs 后有非感染性角膜基质浸润的报道，推测可能与以上机制有关 [29, 30]。

2. 中性粒细胞相关酶的作用　除了趋化作用，白三烯也是促进中性粒细胞脱颗粒的有效刺激物。中性粒细胞在炎症反应过程中释放的颗粒中含有胶原酶和其他水解酶。当胶原酶在角膜释放时，可促进角膜融解。

3. 细胞增殖抑制作用　体外实验显示，非甾体抗炎药，尤其是双氯芬酸，可抑制角膜细胞增殖，从而抑制伤口愈合，增加角膜溃疡的风险 [28]。在一个模型实验中，将双氯芬酸和氟比洛芬与几种糖皮质激素进行比较，发现非甾体抗炎药在伤口愈合方面具有更强的抑制作用 [31]。

4. 基质金属蛋白酶作用　非甾体抗炎药也可能对基质金属蛋白酶有影响，已经发现在角膜溃疡和融解的病例中，基质金属蛋白酶水平升高。有证据表明，基质金属蛋白酶参与了角膜溃疡和修复过程中基质降解，以及角膜上皮化和组织重塑等其他过程 [32, 33]。

虽然，非甾体抗炎药引起角膜上皮病变以及角膜融解等毒副作用的确切机制尚不明了，但从病例系列研究中发现 [34]，在某些已经有角膜或巩膜融解危险因素的患者，如类风湿关节炎、干眼、神经营养性角膜病变等，不合理的局部应用非甾体抗炎药可能会通过上述机制"触发"毒性反应的发生。因此，临床上对具有上述危险因素的患者应谨慎使用眼局部非甾体抗炎药。

（三）眼局部非甾体抗炎药眼表毒副作用的临床表现

1. 常见的临床表现包括眼部烧灼感、眼刺痛和结膜充血 [35]；

2. 少见的临床表现包括角膜点状上皮病变、上皮延迟愈合（图 5-2-15）、角膜基质融解、角膜屈光术后浅层角膜炎等 [29]，其中角膜融解是其中最严重的毒副作用表现（图 5-2-16，图 5-2-17）。

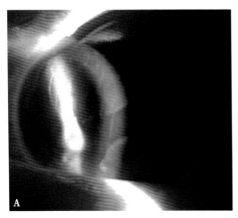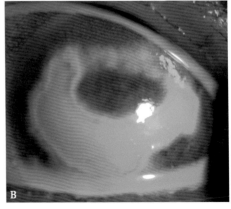

图 5-2-15　眼局部非甾体抗炎药导致的角膜上皮缺损 7 天不愈合

A. 染色前；B. 染色后

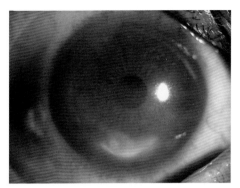 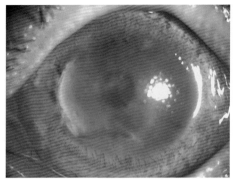

图 5-2-16　角膜下周边区基质融解

图 5-2-17　角膜中央区上皮水肿，下部角膜上皮局限性缺损，鼻侧周边角膜融解性溃疡

（四）典型病例

病例 1　患者，男，72 岁，离退干部。双眼磨痛、流泪、畏光 3 天，于 1 周前就诊。就诊前 3 个月因双眼干眼，点用羧甲基纤维素钠滴眼剂，每日 4 次；就诊前 10 天因双眼红加用 0.1% 双氯芬酸钠滴眼剂，每日 3 次，就诊前 3 天开始出现双眼磨痛、流泪、畏光。既往 Ⅱ 型糖尿病 8 年，血糖控制稳定。

眼科检查：VOD 0.3，IOP 15mmHg；VOS 0.5，IOP 17mmHg。裂隙灯检查：右眼泪河窄，混合充血（+）角膜颞侧旁中央区条形上皮缺损，缺损区边缘上皮水肿混浊，主病灶周围上皮点状粗糙（图 5-2-18），前房（-），瞳孔圆，晶状体轻度混浊，眼底大致正常。左眼泪河窄，混合充血（+），角膜颞上旁中央区椭圆形上皮缺损，缺损区边缘上皮水肿混浊，主病灶周围上皮广泛点状粗糙（图 5-2-19），前房（-），瞳孔圆，晶状体轻度混浊，眼底大致正常。

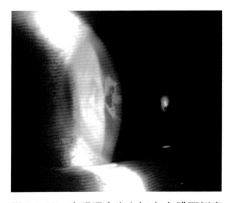 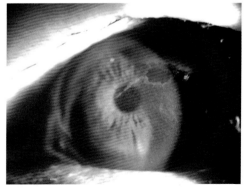

图 5-2-18　右眼混合充血（＋），角膜颞侧旁中央区条形上皮缺损，缺损区边缘上皮水肿混浊，主病灶周围上皮点状粗糙

图 5-2-19　左眼混合充血（＋），角膜颞上旁中央区椭圆形上皮缺损，缺损区边缘上皮水肿混浊，主病灶周围上皮广泛点状粗糙

诊断：双眼药源性角结膜病变。

诊断依据：

1）患者老年，既往有糖尿病病史及干眼病史。

2）局部应用双氯芬酸钠滴眼剂病史，持续点用 1 周后出现双眼角膜上皮糜烂脱落。

处理方法：嘱停用双氯芬酸钠滴眼剂。给予羧甲基纤维素钠滴眼剂，5 次 /d，OU，妥布霉素眼膏，2 次 /d，OU。1 周后复查，双眼角膜上皮缺损修复。

【病例分析要点】

1. 该患者有糖尿病及干眼病史，这两种疾病对角膜组织，尤其是角膜上皮，以及角膜神经的正常生理功能均有较大影响，因此，应谨慎应用眼局部非甾体抗炎药。

2. 虽然该患者使用双氯芬酸钠滴眼剂每日 3 次，疗程 1 周，临床属于常规应用剂量。但是，由于患者有糖尿病和干眼，所以在常规剂量应用情况下，也发生了角膜上皮的毒性反应。

3. 该患者在停用双氯芬酸钠滴眼剂，并给予保护角膜上皮和预防感染的抗生素眼膏治疗后，角膜上皮缺损基本修复，从诊断性治疗的角度也证实了临床诊断的正确性。

4. 在该患者角膜上皮完全恢复正常 2 周后，建议做角膜共聚焦显微镜检查，观察糖尿病及干眼对角膜组织及神经所带来的改变，以便临床制定预防措施。

病例 2 患者，女，16 岁，学生。右眼无诱因出现红、痛，视力下降 40 余天。于 4 个月前就诊。就诊前 40 天，患者右眼无诱因出现眼睑红肿，眼红痛，当地医院诊为角结膜炎，给予双氯芬酸钠滴眼液，阿昔洛韦滴眼液，左氧氟沙星滴眼液，重组牛碱性成纤维细胞生长因子滴眼液，地塞米松滴眼液（自配）1 次 /h，点眼。用药十余天，症状加重，右上睑出现伪膜，角膜上皮大片剥脱，后加用自配的抗生素冲洗结膜囊，2 次 /d。就诊前 1 周，因右眼红痛症状加重，伴视力严重下降，转至我院门诊就诊。

眼部检查：VOD 指数 / 眼前，IOP NA。裂隙灯检查：右眼角膜刺激征（++），混合充血（++），角膜上皮剥脱，基质环形浸润，边界尚清，局部可见内皮斑，前房深度正常，房水闪辉窥不清，瞳孔直径 3mm（图 5-2-20）。实验室检查：行右眼角膜溃疡刮片吉姆萨染色检查，结果微生物（-），多量纤维素渗出，可见水肿上皮细胞。

诊断：右眼药源性角结膜病变。

诊断依据：非甾体抗炎药滴眼液、抗生素滴眼液、抗病毒药滴眼液及糖皮质激素滴眼液频繁点眼史，抗生素多次冲洗结膜囊史，实验室微生物检查阴性。

治疗：氧氟沙星眼膏 3 次 /d，重组牛碱性成纤维细胞生长因子眼用凝胶 3 次 /d，布洛芬片 200mg 口服 1 次（止痛）。治疗 2 天后，再次行角膜溃疡区刮片，结果：微生物（−）。

治疗 2 周后，患者刺激症状明显减轻，周边上皮长入，缺损直径约 3mm（图 5-2-21），重复角膜刮片微生物仍阴性。

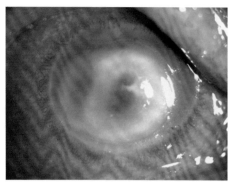

图 5-2-20　治疗前

右眼混合充血（++），角膜上皮剥脱，基质环形浸润。

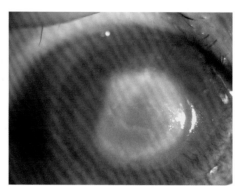

图 5-2-21　治疗 2 周后

患者刺激症状明显减轻，周边上皮长入，缺损直径约 3mm。

治疗 2 个月后，角膜溃疡愈合，新生血管长入，停用上述治疗药物，给予卡波姆眼用凝胶点眼，3 次 /d（图 5-2-22）。治疗 4 个月后，右眼视力 0.1，角膜云翳形成，新生血管退缩（图 5-2-23）。

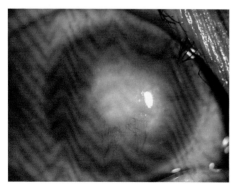

图 5-2-22　治疗 2 个月后

角膜溃疡愈合，新生血管长入。

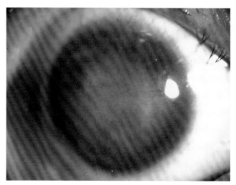

图 5-2-23　治疗 4 个月后

右眼视力 0.1，角膜云翳形成，新生血管退缩。

【病例分析要点】

1. 长时间、频繁点用非甾体抗炎药滴眼剂和糖皮质激素滴眼剂是导致角膜基质融解的常见原因，临床上需要特别注意避免。

2. 一般的结膜炎患者在结膜分泌物增多时，在点眼的同时可以适当配合结膜囊冲洗，尤其对于脓漏眼的患者，结膜囊冲洗是必要的，但是需避免反复频繁、长时间的结膜囊冲洗，特别是对于儿童患者，而且在结膜囊冲洗过程中应避免直接冲洗角膜，减少对角膜上皮的损伤。

3. 对于本例严重的药源性角膜病变，在角膜病变的急性期进行手术治疗，不仅术后并发症多，而且术后视力效果也不理想，所以应先采取保守治疗，给予促进角膜修复的药物，以及睑裂闭合处理，当患者不接受睑裂缝合手术时，可以采用医用透明胶布暂时性闭合睑裂，这样还有利于局部药物的使用。

（杨瑞波　孙旭光）

第三节　局部抗青光眼药物对眼表的毒性

眼局部使用抗青光眼药物会导致眼表的改变，尤其是大多数青光眼患者需要长期使用，甚至终身使用的情况下，抗青光眼药物可导致结膜和角膜的毒性反应。长期使用眼局部抗青光眼药物治疗，一旦出现眼表病变或眼表病变难以控制时，临床上应考虑药物毒性反应发生的可能性。

一般情况下，眼局部抗青光眼药物所导致的结膜和角膜改变是可逆的[36]，及时处理可以恢复眼表正常状态，但是，如果不能及时发现并处理，或处理不当，也可能导致严重的、不可逆的眼表损伤，因此长期用药带来的毒性反应不容忽视。

（一）常用抗青光眼药物

1. 肾上腺素受体阻滞剂　眼部滴用 β 肾上腺素受体阻滞剂可以有效地降低眼压。口服 β 肾上腺素受体阻滞剂也可以降低眼压，但是这种给药方式有明显的不良反应，因此目前不再应用这种方式给药。用于治疗青光眼的 β 肾上腺素受体阻滞剂有卡替洛尔、左布诺洛尔、美替洛尔、噻吗洛尔和倍他洛尔等。

眼部给药后可以全身吸收，因此含有 β 肾上腺素受体阻滞剂的滴眼剂禁用于哮喘、心动过缓、房室传导阻滞或未控制的心衰患者。滴用 β 肾上腺素受体阻滞剂后眼部不良反应包括眼部针刺感、烧灼感、疼痛、眼痒、眼干及过敏反应（包括过敏性结膜炎和睑皮炎）。偶有引起角膜病变的报道。

肾上腺素受体阻滞剂引起的眼表毒性反应包括：

（1）卡替洛尔（carteolol）：偶见局部不良反应，视物模糊、畏光、角膜上皮着色、出现暂时性眼烧灼、刺痛、流泪和结膜充血。

（2）左布诺洛尔（levobunolol）：1/3 的患者出现暂时性眼烧灼及眼刺痛；5% 的患者出现结膜炎。

（3）美替洛尔（metipranolol）：睑结膜炎，一过性眼烧灼、刺激感等。

（4）噻吗洛尔（thiametholol）：视物模糊、点状角膜炎、异物感、畏光、流泪、痒、干燥、分泌物增多、视力敏锐度降低和角膜敏感性降低。

（5）倍他洛尔（betaxolol）：视物模糊、点状角膜炎、异物感、畏光、流泪、痒、干燥、分泌物增多、视力敏锐度降低、过敏反应、水肿和角膜敏感性降低。

2. 前列腺素类药 前列腺素类药包括拉坦前列素、贝美前列素、曲伏前列素和乌诺前列酮等，其降压机制为增加葡萄膜巩膜途径房水流出率。其降压效果好，用药次数少，目前认为是最具潜力和最有效的局部降压药。

前列腺素类药引起眼部毒性反应包括：

（1）拉坦前列素（latanoprost）：5%～15% 的患者有结膜充血，程度轻重不一，多数能耐受。一些病例报告拉坦前列素和单纯疱疹性角膜炎有关。兔眼模型表明，拉坦前列素可使单纯疱疹性角膜炎加重和复发。因此，有单纯疱疹性角膜炎病史患者应慎用。也有滴用拉坦前列素致角膜表层上皮病变的报道。最常见的副作用是眼周围皮肤和虹膜色素增加、毛发增多和睫毛变粗变长，个别人出现倒睫、双行睫。1%～4% 的人出现眼干、眼痛、眼睑水肿、畏光，部分患者出现结膜炎和过敏性接触性皮炎。

（2）曲伏前列素（travoprost）：35%～50% 的患者眼部充血。大约 3% 的患者因结膜充血停止用药。5%～10% 的患者出现视力下降、眼不适、异物感、眼痛、眼痒，1%～4% 的患者出现睑缘炎、白内障、结膜炎、干眼、角膜炎、睑缘结痂、畏光、结膜下出血和流泪。

（3）贝美前列素（bimatoprost）：约 5% 的患者出现虹膜颜色加深、睑缘炎、眼部刺激症状和疼痛；眼睫毛变黑增粗增长；结膜充血、点状角膜上皮糜烂（图 5-3-1，图 5-3-2）、眼睑水肿和红斑。

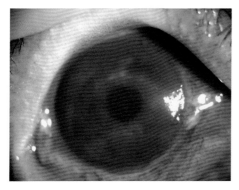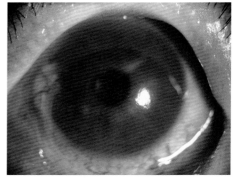

图 5-3-1 抗青光眼药物导致的药源性角膜上皮病变
角膜上皮弥散性点状混浊，呈不全环状。

图 5-3-2 抗青光眼药物导致的药源性角膜上皮病变
角膜上皮点簇状混浊。

3. 拟肾上腺素类药物　肾上腺素受体有 α 和 β 两种，目前用于临床的有两种拟肾上腺素药物。其作用机制较为复杂，主要通过减少房水生成和增加房水经小梁网的流出发挥药效。

第一种是主要作用于 α 受体和 β 受体的药物如肾上腺素和地匹福林。其副作用包括：眼部剧烈刺痛和眼红，瞳孔散大，可致闭角型青光眼发作、过敏性睑结膜炎，加重无晶状体眼和人工晶状体眼的黄斑水肿等。因此，目前在临床上已不再使用，已被选择性肾上腺素 $α_2$ 受体激动剂替代。

第二种是作用于 α 受体的药物，如：溴莫尼定、可乐定等。溴莫尼定（brimonidine）为选择性 $α_2$ 受体激动剂，通过抑制房水生成和增加葡萄膜巩膜外流降低眼压。眼部副作用包括：眼红、烧灼刺痛、畏光流泪、眼痒、眼干，过敏性结膜炎的发生率 15%，滤泡性结膜炎发生率 4.8%～9%。还出现角膜浅层点状糜烂、睑缘炎伴视觉障碍等。

4. 碳酸酐酶抑制剂　碳酸酐酶抑制剂如乙酰唑胺、布林佐胺可以通过减少房水生成来降低眼压。当全身使用碳酸酐酶抑制剂时可以减少尿量。碳酸酐酶抑制剂药物不良反应包括：

（1）乙酰唑胺（acetazolamide）：用于治疗各种类型的青光眼，作为口服剂型，对眼表毒性报道较为罕见。

（2）布林佐胺（brinzolamide）：用于开角型青光眼和高眼压症。眼部常见不良反应包括：视物模糊，眼部不适（滴药时灼烧感或者刺痛），异物感和眼部充血。偶见：眼干、眼疼、眼分泌物增多、瘙痒、角膜炎、睑缘炎、结膜炎、睑缘硬结、发黏感、流泪、眼疲劳、角膜病变、结膜滤泡和视力异常。

5. 拟 M 受体激动剂　拟 M 受体激动剂滴用后可使瞳孔缩小。对闭角型青光眼，瞳孔缩小可以拉紧虹膜，使周边部虹膜从房角前壁拉开，使前房角开放而降低眼压。对开角型青光眼，缩瞳剂通过收缩睫状肌而引起小梁网眼张开，促使房水外流管道开放，增加房水外流，从而降低眼压。

以毛果芸香碱（pilocarpine）为代表的眼部不良反应包括眼部灼烧感、眼痒、刺痛、视力模糊、结膜充血、近视、晶状体变化、玻璃体积血和瞳孔阻滞。

6. 高渗剂　包括静脉滴注的甘露醇，口服的甘油，都是快速有效的短期降眼压药物，其降低眼压的机制为通过快速增加血浆渗透压，房水、玻璃体处于相对低渗状态，由于血 - 眼的渗透压梯度差，通过视网膜和葡萄膜血管从眼内吸收水分进入血浆，使玻璃体容积减小从而降低眼压。

高渗剂的不良反应多见于全身，可能出现血红蛋白尿或血尿，发生率与滴注速度过快有关，故应严格控制滴注速度（2～3mL/min），眼表毒性尚未见报道。

（二）局部抗青光眼药物的眼表损伤机制

抗青光眼药物本身的眼表损害机制：抗青光眼药物降低眼内压的机制部分

是针对眼组织的交感神经或副交感神经受体的激动和/或抑制发挥作用的。药物滴入结膜囊，在穿透眼表到达靶组织降低眼内压的同时，也会与眼表细胞的神经受体结合而影响其功能。

1. 眼睑损伤机制 大多数药物导致的过敏反应是Ⅳ型迟发型细胞介导的超敏反应，发生在眼睑，引起变态反应性睑缘炎、睑皮炎。眼周皮炎的患者有2/3是对眼药水中的某些活性成分或防腐剂过敏[37]。

2. 结膜损伤机制

（1）结膜毒性反应：长期使用抗青光眼药物可导致结膜乳头增生反应，严重者出现假类天疱疮和药物诱发的眼类天疱疮；前者往往单眼发病，表现为结膜炎性反应、瘢痕形成，当停用药物后，瘢痕即停止进展；后者结膜瘢痕继续发展[38]。一些患者长期使用抗青光眼眼药水出现了结膜下穹窿的变形，上皮下纤维化[39]，因此，已有研究者提出滤过手术的失败与药物源性纤维化有关[40]。

使用两种或两种以上局部抗青光眼药物，结膜上皮细胞炎性因子人类白细胞抗原 -DR，细胞白介素 -6，细胞白介素 -8 的表达增加；结膜上皮细胞层鳞状化生，结膜厚度和成纤维细胞明显增加；结膜炎性反应（淋巴细胞、巨噬细胞、成纤维细胞）增加，结膜下纤维化，结膜上皮下胶原密度增加，抗基质金属蛋白酶和抗过敏蛋白表达上调[41]。因此，长期使用局部抗青光眼药物，患者可出现结膜充血、滤泡性结膜炎等表现。长期使用多种抗青光眼药物，患者小梁组织和结膜炎性细胞浸润和成纤维细胞增加，抗青光眼药物对小梁组织和结膜造成的炎性浸润和毒性病理损害相似[42]。

（2）结膜杯状细胞损伤：①非选择性 β- 受体阻滞剂：β- 受体阻滞剂作用于结膜杯状细胞的 β- 受体，抑制杯状细胞 cATP 水解，杯状细胞合成黏蛋白功能降低。②拟胆碱药：结膜杯状细胞是分泌黏蛋白的主要部位，外源性副交感神经激动剂会刺激杯状细胞分泌黏蛋白增加。

上述这些因素在影响结膜杯状细胞数量的同时，也影响杯状细胞的功能，可致分泌黏蛋白量的改变和黏蛋白结构的变化。分泌型黏蛋白 MUC5AC 与跨膜黏蛋白 MUC1，MUC4 和 MUC16 的结合障碍，可导致泪膜不稳，出现干眼症状。但这些改变的具体机制还需进一步探讨[43]。

3. 角膜损伤机制 Baudouin 等[44, 45]的研究表明，用药物控制青光眼的患者，通过检测其结膜和角膜细胞中炎症标记物的增加，以及杯状细胞的减少来提示药物的毒性作用。另外研究表明使用印迹细胞学和流式细胞技术两种方法结合检测出趋化因子受体 CCR4、CCR5 的量，发现青光眼患者中 CCR4、CCR5 均增加，CCR4、CCR5 分别参与 TH2 和 TH1 型炎症机制，且 CCR5 与 HLA-DR 相关，从而评估青光眼药物引起的眼表炎症改变[46]。

4. 抗青光眼药物中防腐剂的眼表损伤机制 青光眼药物中含防腐剂和不

含防腐剂的药物有显著差别，而其中防腐剂对眼表的毒性作用占据主要地位。通过使用印迹细胞学技术和免疫荧光法检测结膜中炎症标记物如 HLA-DR 的含量，发现含防腐剂组明显高于不含防腐剂组；通过使用流式细胞计量技术检测促炎因子 IL-6，IL-8，IL-10 的量，发现青光眼患者明显高于正常人，IL-8 的量在含防腐剂组高于不含防腐剂组。抗青光眼药物中最广泛使用和研究最深入的防腐剂为苯扎氯铵，防腐剂对眼表的细胞毒性作用不容忽视。不含防腐剂的抗青光眼药物的研发过程复杂而且成本较高，最大程度减少青光眼药物使用的频率，以及最大程度降低防腐剂的浓度成为一个相对较好的选择[47]。常用青光眼药物防腐剂可参见附录一。

（三）临床表现及处理方法

1. 临床表现

（1）症状：抗青光眼药物导致眼表损伤的症状不具有特异性，主要包括异物感、烧灼感、流泪、眼痒、眼红、刺痛和视力下降。

（2）体征

1）结膜体征：结膜表现为慢性乳头和滤泡增生，增厚和瘢痕化等。结膜乳头一般较细小，可同时出现在上、下睑结膜；结膜滤泡主要发生在下睑或下穹窿部结膜（图 5-3-3）。3 年以上抗青光眼药物治疗甚至可出现下穹窿缩窄、变短（图 5-3-4）。

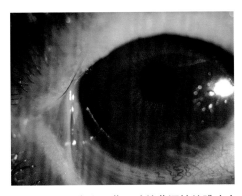 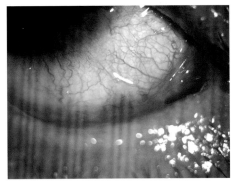

图 5-3-3　抗青光眼药导致的药源性结膜病变
下睑结膜瘢痕形成睑球粘连，下周边角膜浅层新生血管长入。

图 5-3-4　抗青光眼药导致的药源性结膜病变
下睑结膜瘢痕形成，穹窿缩窄、变短。

2）角膜体征：角膜的药物毒性轻度表现为角膜上皮点状糜烂，较重病例角膜知觉减退、上皮缺损及基质水肿浸润（图 5-3-5），重度病例角膜溃疡形成、前房积脓及内皮细胞损伤（图 5-3-6）。

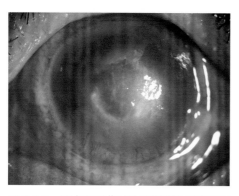 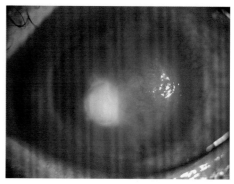

图 5-3-5 抗青光眼药导致的药源性角膜病变 角膜上皮缺损及基质水肿浸润。

图 5-3-6 抗青光眼药导致的药源性角膜病变 角膜溃疡形成，基质灰白浸润，中央区角膜基质上皮水肿。

2. 处理方法

（1）预防：抗青光眼药物选择应遵循极简原则，合理选用抗青光眼药物，在有效控制眼压的基础上，尽量减少药物使用的种类和次数。对于长期使用眼局部抗青光眼药物的患者，同时点用不含防腐剂的人工泪液，并定期检查眼表状态。

（2）处理措施

①停止使用导致眼表损伤的药物，可以暂时性地用全身用药代替局部用药，监测眼压，待眼表损伤恢复后再酌情使用；

②对于不再适宜局部点眼的患者，可以考虑手术治疗代替局部用药；

③给予保护角膜的药物，促进角膜损伤的修复；

④对于曾经有过眼表损伤的患者，建议使用无防腐剂，或含有弱毒性防腐剂的抗青光眼药物，或者联合不含防腐剂的人工泪液，小牛血去蛋白提取物眼用凝胶使用。

（四）典型病例

患者，女，55 岁，文员。左眼红、疼痛伴视力下降 2 周，就诊于我院。患者双眼青光眼病史 1 年，拉坦前列素和 2% 盐酸卡替洛尔点眼 1 年，糖尿病史 15 年，血糖控制可。

眼科检查：VOD 0.15，矫正 1.0，IOP 22mmHg；VOS 0.15，矫正无提高，IOP 17mmHg。裂隙灯检查：左眼结膜混合充血（++），全角膜上皮水肿增厚，浅层基质浸润，中央偏下方明显（图 5-3-7）。未见明显坏死组织，内皮面未见明显 KP，未见内皮斑，前房（－），瞳孔圆，晶状体轻度混浊，眼底窥不入。右眼结膜轻度充血，角膜透明，前房（－），晶状体轻度混浊，眼底大致正常。

诊断：左眼药源性角结膜病变。

诊断依据：

1）患者中年，有 15 年糖尿病史及 1 年青光眼病史。

2）局部应用拉坦前列素和盐酸卡替洛尔 1 年，无明确外伤史及其他危险因素。因此，临床高度怀疑长期局部使用抗青光眼滴眼剂所致角结膜毒性损伤。

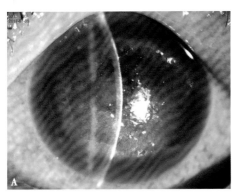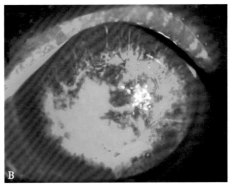

图 5-3-7　患者来诊时外眼像

A. 球结膜充血（++），角膜上皮水肿、糜烂，浅基质浸润，后弹力层皱褶；B. 荧光素染色角膜弥漫着染，中央偏下方明显。

治疗：停用抗青光眼药物，监测眼压，给予每 2h 1 次自体血清及每日 2 次 0.02% 氟米龙滴眼剂治疗。治疗第二天，左眼角膜上皮从周边长入，角膜水肿减轻（图 5-3-8），眼压：Tn。

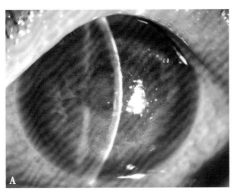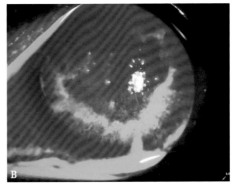

图 5-3-8　治疗 2 天后

A. 角膜水肿较前减轻，下方角膜浅基质浸润较重；B. 荧光素染色角膜下方着染明显，上方角膜上皮愈合良好。

治疗 10 天，左眼角膜上皮完整，基质水肿混浊较前明显减轻（图 5-3-9），眼压 21mmHg。治疗 1 个月，左眼角膜基本透明（图 5-3-10），眼压 23mmHg。

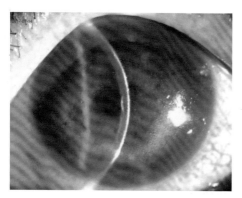
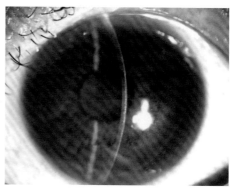

图 5-3-9 治疗 10 天后
结膜充血(+)，角膜上皮完整，角膜基质水肿基本消失，下方浅基质浸润减轻。

图 5-3-10 治疗 1 个月后
结膜无明显充血，角膜上皮完整，角膜未见基质水肿，浸润基本消失。

【病例分析要点】

这个病例应该从以下 4 点进行分析：

1. 从诊断依据分析，该患者有 15 年糖尿病史及 1 年青光眼病史，长期使用两种抗青光眼药物，上述病史及用药均对角膜、结膜组织及其正常生理功能有较大的影响，无明确外伤史及其他危险因素。

2. 从诊断思路上分析，首先应排除感染性角膜炎的可能性，该患者无外伤史，经多次角膜刮片及结膜囊分泌物涂片、培养和共聚焦显微镜检查未发现细菌、真菌及阿米巴等病原体，从病变形态特征可以排除病毒性角膜炎的诊断，因此基本可以排除微生物感染的可能。

而患者为青光眼病人，抗青光眼用药 1 年，两种药物合并长期使用，再加上有糖尿病史 15 年这个危险因素，以及其角膜和结膜的表现，考虑诊断为药源性角结膜病变，收入院密切观察眼压变化。

3. 治疗角度分析，停用抗青光眼药物，给予自体血清治疗；患者结膜充血减轻，眼压并未显著升高，维持在 20～23mmHg 之间，角膜上皮修复，也印证了诊断的正确性。

4. 在该患者角膜上皮完全恢复正常后，建议患者在眼压监测下调整青光眼药物，并使用无防腐剂人工泪液保护角膜上皮，同时嘱患者严格控制血糖，减少糖尿病眼表损伤。

（刘 慧 赵少贞）

第四节　眼局部麻醉药对眼表的毒性

理想的局麻药必须具备对神经纤维和末梢有高度的选择性、在麻醉有效浓度时对其他组织无伤害，无刺激、毒性小、麻醉作用开始迅速，持续时间适合手术需要、麻醉后神经组织能恢复其原有的机能、水溶性好并且水溶性稳定，以及能高压灭菌等优点。除此之外，眼科的局麻药还应具有不升高眼压、眼组织渗透性强、对角膜和结膜无损害、无扩瞳和睫状肌麻痹作用等特点。

在临床中眼部麻醉药物一般均在医生的监管下使用，需要医师开具处方获得，因此，麻醉药物相关的眼表损伤临床报道较为少见，一般也多为一过性出现、症状较轻，且用药后易于缓解的病例。少数报道的严重病例多发生于全身疾病相关性眼表病变的患者，如糖尿病、三叉神经阻滞术后的患者，多与麻醉药物的不当使用及围手术期患者眼部护理不当有关，不遵医嘱频繁点用局部麻醉剂的患者也可造成眼表损伤。

（一）常用眼局部麻醉方法及麻醉药物

1. 常用眼局部麻醉方法　局部常用的麻醉方法有：浸润麻醉，神经传导阻滞麻醉和表面麻醉。

2. 常用眼局部麻醉药物　主要包括普鲁卡因、利多卡因、布比卡因、丁卡因、奥布卡因和丙美卡因等[48]。因浸润麻醉和神经传导阻滞麻醉不直接作用于眼表，因此其对眼表损伤较表面麻醉更为少见。

（二）局部麻醉药物的眼表损伤机制

1. 局部麻醉时角膜知觉消失、瞬目次数减少和反射性流泪被抑制，同时影响角膜神经营养作用，导致角膜干燥、对异物冲击及感染等的抵抗力降低；

2. 麻醉时角膜细胞的呼吸及糖代谢被抑制、上皮细胞的有丝分裂活性减少等直接毒性所致；

3. 眼周美容性手术时，局部麻醉药物使用时角膜知觉消失，直接或者间接机械性损伤，导致角膜上皮剥脱，最终可致感染。

（三）眼局部麻醉药物毒性的临床表现与处理方法

1. 临床表现

（1）过敏性睑缘炎和结膜炎：症状主要表现为眼睑充血，球结膜充血、水肿，分泌物增多以及瘙痒等。

（2）角膜损伤：角膜损伤是麻醉药物使用后临床最常见的眼表损伤，主要包括角膜上皮剥脱、浅层点状角膜炎、角膜环形浸润，上皮糜烂和溃疡等（图5-4-1）。

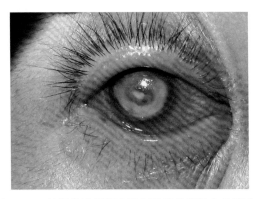

图 5-4-1　长期使用局部麻醉剂导致药源性角结膜病变
右眼混合充血 +++，角膜基质溃疡。

2. 处理方法

（1）立即停止以往用药，停止不合理的药物使用。存在全身疾病的患者，需要进行系统性疾病的相关治疗。同时局部给予促进角膜修复和保护眼表的药物，如小牛血去蛋白提取物眼用凝胶，每日 4～6 次，或不含防腐剂的人工泪液每日 4～6 次。

（2）局部糖皮质激素滴眼液治疗，一般选用 0.02% 或 0.1% 氟米龙滴眼液每日 2～3 次，以减轻炎症反应（图 5-4-2），但是当角膜上皮大片状缺损时慎用。

（3）给予全身维生素 A、维生素 B、维生素 C 口服。对于眼痛剧烈的患者，可以给予口服止痛剂。

（4）预防感染治疗：对于有角膜上皮片状缺损或角膜溃疡的患者，晚间应给予抗生素眼膏或眼用凝胶（图 5-4-3）。

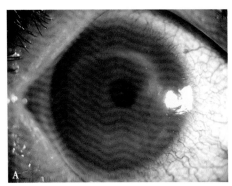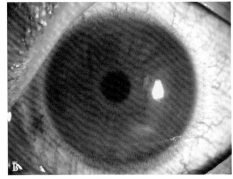

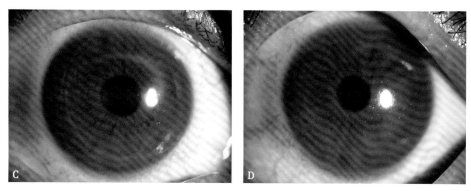

图 5-4-2　表面麻醉剂导致的药源性角膜病变
A. 右眼角膜上皮下环形浸润；B. 左眼角膜下周边部上皮局灶性浸润混浊；C. 右眼治疗 3 周后，角膜上皮下环形浸润基本消失，角膜薄翳形成；D. 角膜下周边浸润混浊完全吸收。

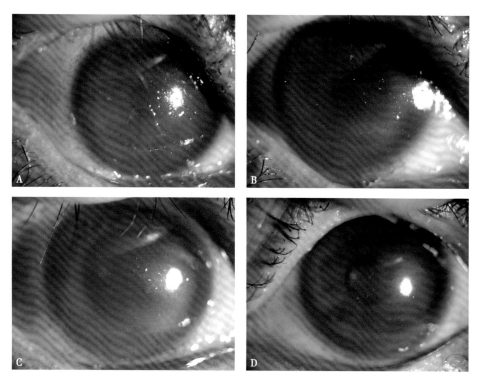

图 5-4-3　局部麻醉剂导致的药源性角膜病变
A. 角膜上皮弥漫性混浊，局灶性缺损及丝状上皮剥脱，角膜基质水肿；B. 治疗 2 周后，角膜上皮混浊明显减轻，基质水肿部分消退；C. 治疗 1 个月后，角膜上皮基本修复，基质仍可见轻度水肿；D. 治疗 2 个月后，角膜水肿基本消失，角膜薄翳形成。

（5）手术治疗：对于严重的患者，在药物治疗无效的情况下，可以进行手术治疗，如羊膜移植、角膜移植。紧急情况又无移植条件下，可进行结膜瓣覆盖。

Ozlem 等[49]对 10 位患者 15 只眼因局麻药物引发的药物毒性角膜炎进行羊膜移植手术分析，患者在羊膜移植 1 周内，眼部疼痛症状缓解，而角膜上皮损伤修复时间平均为（17.7±3.9）天（10～25 天），提示羊膜移植手术可作为此类患者的有效治疗方法。

【处理注意点】

全麻手术对眼表的损伤主要来源于手术过程中对眼部的防护不当。因此，对于全麻手术造成的眼表损伤，预防的意义大于治疗。全麻行患眼手术时，关注患者健侧眼的保护，解除患者眼部暴露因素，可于手术前、后给予凝胶或眼膏点眼，以防止暴露性角膜炎的形成。一旦眼表损伤出现，可以给予抗生素眼膏联合生长因子凝胶，进行治疗。

（四）典型病例

病例 1 患者，男，64 岁。主诉双眼眼红、眼疼伴畏光流泪 1 个月。

眼科检查：双眼视力分别为 VOD 0.06，VOS 0.1。指触眼压正常。经询问，患者目前用药为双眼左氧氟沙星每天 4 次，奥布卡因每小时 1 次。

患者曾经职业为电焊工，有数次职业暴露史，并在医院诊断为电光性眼炎。1 个月前，患者自觉双眼眼红、眼疼伴畏光流泪，自行使用上述两种药物点眼，点眼后症状稍有缓解，但迁延加重。

临床诊断：药源性角结膜病变（双眼）。

诊断依据：结合患者用药史，以及眼表结膜充血、角膜上皮水肿、内皮皱褶（图 5-4-4A）等表现，荧光素钠染色后，角膜上皮呈飓风样改变（图 5-4-4B）。

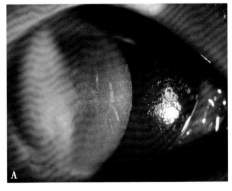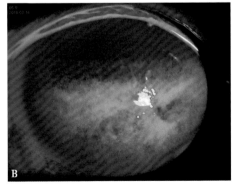

图 5-4-4 局部麻醉剂导致的药源性角结膜病变

A. 结膜可见充血、水肿明显，角膜全层水肿，上皮粗糙，内皮皱褶形成；B. 角膜染色后，可见角膜睑裂区上皮粗糙糜烂，上皮代谢紊乱，呈飓风样改变。

【病例分析要点】

1. 这则病历具有一定的特殊性,首先是职业特点,该患者为从业20余年电焊工并曾多次发生职业暴露(即电焊光灼伤),对电光性眼炎的治疗药物比较熟悉。其次患者的性格比较偏执,就诊前1个月,因眼部不适,依据既往经验,辗转数家医院,要求多位医生开具麻醉药物,并自行频点表面麻醉药物,且对药物形成不良的使用习惯及依赖。

表面麻醉药物的长期使用,对角膜、结膜组织及其正常生理功能有较大的影响,且该患者无其他外伤史及相关危险因素,因而诊断为药物毒性角结膜病变。

2. 怀疑药源性角结膜病变,应首先排除感染,进行结膜囊分泌物涂片及培养、共聚焦显微镜检查,排除感染性角膜炎的可能性。但该患者拒绝进一步的诊治且态度强硬,为医生的进一步诊疗工作带来困难,此时,医生不要放弃,尽量想办法与家属沟通,进一步获得诊断信息。

3. 该患者治疗,首先需要在家属的帮助下进行患者教育,正确认识疾病的发生和发展,并立即停止表面麻醉药物的使用,在医生的帮助下进行正确的诊疗。给予自体血清及生长因子,促进角膜上皮的修复。

病例2 患者,女,30岁。主诉双眼"纹眼线"后,眼红眼疼伴流泪2h就诊。

眼科检查:双眼视力均为指数/眼前,眼压指测Tn,裂隙灯下检查,双眼结膜充血(++),荧光素染色可见角膜上皮大面积缺损(右眼图5-4-5,左眼图5-4-6),角膜基质轻肿,内皮可见细微皱褶,房闪(-),晶状体透明,眼底未查。追溯患者病史,诉"纹眼线"时,局麻药物(具体不详)不慎滴入眼内,2h后上述症状产生。

初步诊断:双眼药源性角结膜病变。

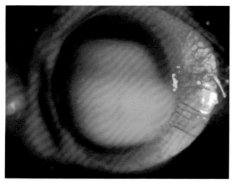

图5-4-5 右眼治疗前
角膜睑裂区可见大面积角膜上皮缺损,荧光素染色(+)。

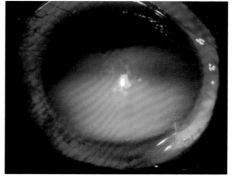

图5-4-6 左眼眼部情况与右眼基本相同

处理：给予患者双眼自体血清每 2h 1 次，联合抗生素眼膏每晚 1 次。嘱患者闭眼休息。

治疗后第 1 天，双眼角膜上皮缺损呈向心性缩小（右眼图 5-4-7，左眼图 5-4-8）。

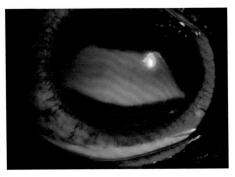

图 5-4-7 右眼治疗 1 天后

角膜上皮缺损面积较前明显缩小，垂直方向较水平方向修复快，中央区角膜上皮呈楔形缺损。

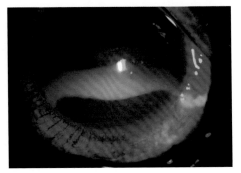

图 5-4-8 左眼情况基本与右眼相同

治疗 1 周后，结膜充血明显减轻，双眼角膜缺损上皮逐渐修复，角膜染色可见中央区线性着染（上皮愈合线），见图 5-4-9 和图 5-4-10。患者双眼视力 1.2，眼压正常。

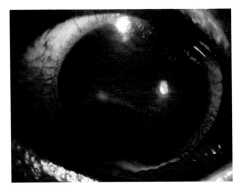

图 5-4-9 右眼治疗后 1 周

角膜上皮基本修复，可见中央区愈合线。

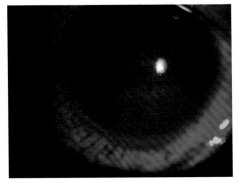

图 5-4-10 左眼治疗后 1 周

角膜透明，未见明显着染

【病例分析要点】

1. 该患者眼部美容过程中不慎将麻醉药物进入眼表，有明确的麻醉药物接触史，且无其他相关全身疾病及外伤史。入院后给予结膜囊分泌物涂片及培养，结果阴性，基本排除感染性角膜炎的可能性，诊断为双眼药源性角结膜病变。

2. 正常情况下，眼科用表面麻醉剂是由医生或护士在医疗环境下为进行眼科手术或特殊检查使用。通常不会产生眼表损害(除非极个别敏感患者)。但其他注射用或皮肤用麻醉剂,因 pH 值、渗透压等不同可有明显的眼表刺激,不适于直接用于眼表面麻醉。若不慎进入或不当使用(如本节第二例病例)均会产生眼表刺激,形成眼表损伤致药源性角结膜病变。因此,注射用或皮肤用麻醉剂应用时注意保护眼睛。

3. 入院后给予自体血清治疗后,角膜上皮损伤得到修复,角膜水肿及浸润消失,从诊断性治疗的角度也证实了临床诊断的正确性。

(贾　喆　张　阳　孙旭光)

第五节　眼局部抗过敏药物和免疫抑制剂对眼表的毒性

一、抗过敏药物对眼表的毒性

过敏反应又称超敏反应,是指已被某种物质(致敏原)致敏的机体,当再次接触相同致敏原时,引起组织损伤或功能紊乱的免疫反应。

结膜属于体表黏膜组织,易与空气中的致敏原接触,产生过敏反应。同时,局部药物作为半抗原,当与角结膜组织接触后,同样可能导致结膜组织发生药源性过敏反应,尤其是在不合理用药的情况下,过敏反应更容易发生。

眼局部抗过敏药物是治疗过敏性角结膜炎症的最常用药物,在临床应用较为广泛。然而眼局部抗过敏药物本身所产生的眼表毒性反应,临床报道较少。

1. 眼局部抗过敏药物种类　过敏性结膜炎涉及多种机制,迄今尚未找到一种能拮抗所有过敏 / 炎症介质的药物,单一药物的临床疗效受到一定限制。因此,临床上多用复合制剂,或两种作用机制不同的药物联合应用,以期获得更好的治疗效果。常见的眼局部抗过敏药物包括以下几大类:

(1)血管收缩剂:属于 α 肾上腺素受体激动药,常用药物包括萘敏维滴眼液(复方制剂),0.1% 萘甲唑啉和 0.025% 羟甲唑啉等,局部应用具有血管收缩作用。不良反应包括一过性刺激感、烧灼感、瞳孔散大和眼压升高等。

(2)组胺受体拮抗剂:主要为 H_1 受体拮抗剂,临床常用药物包括马来酸非尼拉敏、西替利嗪、西咪替丁等。局部应用可以拮抗组胺诱发的小血管扩张,血管内皮细胞通透性增加,以及对神经末梢的刺激作用。

新型 H_1 受体拮抗剂在此基础上兼具稳定肥大细胞膜的功能,抗过敏效果更为显著,又称为双效抗过敏药物。常见药物包括:左卡巴斯汀、富马酸酮替芬、富马酸依美斯汀、盐酸氮䓬斯汀、盐酸奥洛他定等。临床不良反应一般较轻,主要包括一过性刺激感、烧灼感等不适症状。

(3)过敏介质阻释药:属于肥大细胞稳定剂,常用药物包括色甘酸钠、洛度沙胺、吡嘧司特等。局部应用可以阻止肥大细胞脱颗粒，抑制嗜酸性粒细胞的趋化作用，可以有效预防过敏产生的瘙痒症状。不良反应包括眼部刺激感、烧灼感、一过性视物模糊等。

此外，临床常用的抗过敏药物还包括非甾体抗炎药、糖皮质激素及免疫抑制剂等，具体详见本书第五章第二节和本节第二部分。

2. 眼局部抗过敏药对眼表的毒副作用（表 5-5-1）**及发生机制**　抗过敏药物的临床毒副反应罕见报道，对眼表的损伤机制研究多来源于基础研究，可能的机制包括：

表 5-5-1　常用局部抗过敏药物眼部副作用一览表

药物名称	眼部副作用
色甘酸钠滴眼液	眼部刺痛感、过敏反应等
萘敏维滴眼液	眼部刺激症状，结膜充血加重，一过性视物模糊，一过性瞳孔散大等
富马酸依美斯汀滴眼液	眼部刺激症状，眼睑瘙痒，结膜充血，干眼，角膜浸润，浅层点状角膜炎等
盐酸奥洛他定滴眼液	眼部刺激症状，眼睑水肿，眼睑炎，结膜充血，结膜炎，干眼，角膜炎等
盐酸氮䓬斯汀滴眼液	眼部灼热感、眼痒、流泪等

（1）药物对角膜上皮细胞的损伤：抗过敏药物可以影响角膜上皮细胞活性，且具有时间和浓度依赖性[50]。药物作用下的角膜上皮细胞出现微绒毛丢失、胞质空泡和核浓缩现象。Masahiko[51]等通过体外细胞试验，研究临床常用抗过敏药物对角膜上皮细胞活性的影响，结果显示，抗过敏药物影响上皮细胞活性的作用由大到小依次为酮替芬、盐酸奥洛他定、曲尼司特、左卡巴斯汀。

（2）药物对结膜上皮细胞的损伤：Lee[52]在动物实验中，应用乳酸脱氢酶检测法比较了活体兔眼滴用盐酸氮䓬斯汀滴眼液、富马酸酮替芬滴眼液，以及盐酸奥洛他定滴眼液这三种抗过敏药物对结膜上皮细胞的毒性作用，发现盐酸奥洛他定对结膜上皮细胞损伤最小，而盐酸氮䓬斯汀滴眼液与富马酸酮替芬滴眼液对结膜上皮细胞损伤程度无统计学差异。

（3）药物中防腐剂的影响，如苯扎氯铵。具体详见本书附录一。

3. 处理原则　一旦使用抗过敏药物引起药物不良反应时，应停止当前药物使用，必要时可以更换其他抗过敏药物。可以使用无防腐剂人工泪液点眼，缓解症状，必要时联合局部糖皮质激素，减轻炎症反应。

二、免疫抑制剂对眼表的毒性

眼局部免疫抑制剂主要用于治疗免疫相关性眼前节疾病，尤其是眼表及角膜疾病，如免疫性角膜炎、角膜移植排斥反应、移植物抗宿主病、眼表过敏性疾病，以及重度干眼等。目前，临床常用的眼局部免疫抑制剂有环孢素A（cyclosporin A，CsA）和他克莫司（tacrolimus）。

1. 局部免疫抑制剂的药理作用机制

（1）环孢素A：该药为免疫抑制剂，主要通过抑制T淋巴细胞发挥作用，尤其在其激活阶段，能抑制钙调磷酸酶活性，抑制Th细胞和Ts细胞增殖，并能选择性抑制Th细胞释放IL-2和阻碍细胞毒性T细胞表达IL-2受体等，从而减少淋巴细胞浸润等炎症反应。目前国内临床应用制剂有1%环孢素A滴眼液和0.05%环孢素A滴眼液，国外已经进入临床应用的还有0.1%环孢素A滴眼液。0.05%环孢素A眼用凝胶正在进行临床三期试验。

（2）他克莫司：简称FK506，是从链霉菌属中分离出的发酵产物，其化学结构属大环内酯类抗生素，为一种新型免疫抑制剂。其作用机制与CsA相近，但其免疫抑制作用较环孢素A强10～100倍。近年来，该药在自身免疫性眼病中发挥着积极作用。目前临床应用制剂有0.1%他克莫司滴眼液。

2. 眼局部免疫抑制剂的毒副作用（表5-5-2）及发生机制　多项研究[53-56]显示，局部使用他克莫司和环孢素A等治疗眼部免疫性疾病的临床疗效确切，其主要眼部副作用包括：结膜轻度充血、一过性眼部灼烧和刺激感等，罕有其他眼部毒副作用发生。相比环孢素A，他克莫司眼部副作用更轻微。

表5-5-2　常用局部免疫抑制剂眼部副作用一览表

药物名称	眼部副作用
环孢素A滴眼液	眼部刺激症状，结膜轻度充血，睫毛脱落、眼睑皮炎，过敏症状，角膜上皮缺损、角膜上皮点状病变等
他克莫司滴眼液	眼部灼热感，异物感，眼部刺激症状等

眼局部免疫抑制剂的应用具有很强的针对性，临床适应证范围较窄，应用频次低，且由于大部分用药者已存在严重的原发眼部疾病，或同时合并使用其他眼部药物，故很难确定眼部不良反应与免疫抑制剂有直接相关性。然而，对于眼局部免疫抑制剂应用，尤其是较长期应用以及儿童患者的应用，其可能产生的毒性反应应加以关注。此外，需要特别注意的是，长期应用局部免疫抑制剂的患者，诱发眼部感染性疾病的风险会增高，如病毒性角膜炎、真菌性角膜炎

和细菌性角膜炎等,故用药期间应严格随访。

(杨瑞波 贾 喆)

第六节 其他眼科常用制剂对眼表的毒性

一、眼部消毒剂对眼表的毒性

眼周皮肤及结膜囊为自然带菌环境,当机体免疫力减低或有外界因素介入破坏眼表结构完整性时,皮肤及结膜囊常驻菌群就有可能导致眼部感染。术前的眼周皮肤消毒和结膜囊消毒是常规眼科手术术前准备的必要步骤,也是目前公认的可以有效减少内眼手术眼内炎发生的重要措施[57]。

消毒剂对病原微生物和人体组织的作用无特异性,因此消毒剂需同时具备毒性小、杀菌谱广泛、患者耐受程度高等特点。皮肤消毒:须选用作用强、蒸发快的药物,如碘酊、乙醇等。眼部黏膜消毒:宜选用刺激小、毒性小的制剂。而一些特殊群体,如儿童、老人和有基础性疾病的患者(如糖尿病),在临床中,对消毒剂的耐受程度比较差,更易产生眼表损伤。

1. 碘酊(tincture iodine) 作为外用消毒剂,眼科常用于眼周皮肤的消毒,其对结膜角膜的刺激作用较大,当外用消毒液不慎滴入眼内时,需及时清洗。

碘酊作为眼科治疗剂应用时,常用于感染性角膜炎的病灶或溃疡区的灼烧,如真菌性角膜炎、细菌性角膜炎和棘阿米巴性角膜炎等,浓度一般为3%～5%的浓碘酊。如果用碘酊烧灼角膜溃疡时间过长,或烧灼后未充分冲洗,碘酊中的碘会沉积在溃疡区的组织中(图5-6-1),导致患者产生明显的刺激症状,以及加重前房炎症反应。

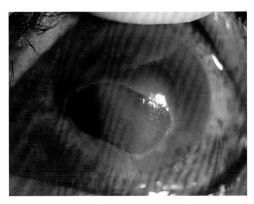

图 5-6-1 角膜溃疡区组织内碘酊沉积

【应用注意点】

利用 5% 碘酊进行角膜溃疡烧灼是临床治疗真菌性角膜炎或阿米巴性角膜炎常用的方法，烧灼可以起到抑制或杀灭病原微生物，以及去除坏死物的作用。烧灼前应尽量刮除溃疡表面的坏死组织，用蘸取 5% 碘酊的消毒棉签烧灼溃疡面，应避开正常角膜组织。

临床上要根据烧灼溃疡面积和深度，确定烧灼时间，一般 5% 碘酊角膜溃疡烧灼持续时间为 20～30s，之后用灭菌生理盐水冲洗，涂抗生素眼膏；烧灼后 1h 再进行滴眼液点眼治疗。建议每周角膜溃疡烧灼 1～2 次即可，避免由于频繁烧灼带来角膜组织及前房的反应。

如果发生碘酊在角膜基质内沉积（见图 5-6-1），给予玻璃酸钠滴眼液或小牛血去蛋白提取物眼用凝胶治疗即可。

2. 乙醇（alcohol）　又称酒精，是一种强力杀菌药。70%～75% 溶液可使菌体蛋白脱水、变性而起强大的消毒作用，可单独或联合其他药剂作为皮肤消毒剂。但因其易挥发、易燃烧且对皮肤刺激性较强等特点，逐渐被其他刺激性较小更安全的消毒剂所替代。

3. 聚维酮碘（povidone iodine，PVP-I）　聚维酮碘为碘伏消毒剂，可直接使菌体内的蛋白质变性沉淀，致使病原微生物死亡，从而高效消毒和杀菌，能杀死病毒、细菌、芽孢、真菌和原虫等，且毒性低。

PVP-I 本身可导致眼表功能和结构一定程度的损伤，且呈浓度及时间依赖性，如果浓度过高，或在眼表存留时间过长，可导致角膜上皮损伤（图 5-6-2），是导致白内障术后角膜上皮细胞功能障碍的常见原因之一。高浓度 PVP-I 虽抑菌效果良好，但对眼部刺激明显增强，最佳浓度 0.05%～0.5%，既保证抑菌效果良好且对眼组织无害[58]。

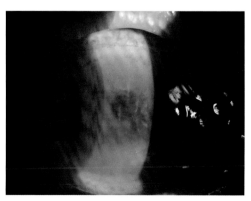

图 5-6-2　聚维酮碘所致角结膜病变
白内障患者术前结膜囊聚维酮碘消毒时间过长，导致术后角膜上皮剥脱。

【应用注意点】

有关聚维酮碘结膜囊消毒的浓度及时间在我国白内障学组专家共识中有具体的建议：术前使用 5%～10% 聚维酮碘消毒结膜囊 3min 以上。若是聚维酮碘禁忌证，可使用 0.05% 氯己定代替。参与讨论的专家一致认为 PVP-I 结膜囊消毒是有效的白内障手术期预防感染的手段，但使用前需关注患者是否存在眼表问题，如角膜上皮损伤、干眼等。建议使用浓度为 1% 或低于 5% 的 PVP-I 进行结膜囊消毒[59]。

如果白内障术后发生了药源性角膜上皮病变，需要暂停以往眼局部用药，给予保护及促进角膜组织修复的药物，如无防腐剂的玻璃酸钠滴眼液，小牛血去蛋白提取物眼用凝胶，严重者可以给予自体血清滴眼液治疗。对于糖尿病患者的术后药源性角膜上皮病变，可以在无防腐剂玻璃酸钠滴眼液中加入注射用胰岛素（每毫升玻璃酸钠滴眼液加 1 个单位的胰岛素）进行治疗[60]。

二、丝裂霉素对眼表的毒性

丝裂霉素作为一种抗代谢药物，被广泛应用于青光眼和部分角膜表层屈光手术中，可以明显提高青光眼滤过性手术的成功率以及降低表层角膜屈光手术的术后并发症。但丝裂霉素的配制浓度及使用时间尚无标准化方案。

临床上常用浓度为 0.4mg/mL 和 0.5mg/mL[61]。临床观察和动物实验发现，丝裂霉素在其应用部位，术后第一天结膜即出现明显的苍白。这表明丝裂霉素除对成纤维细胞具有抗增殖效应外，对结膜的血液供应也可能有影响。此外，丝裂霉素可以影响青光眼手术术后早期的屈光状态，引起视力波动。丝裂霉素的使用对角膜上皮、角膜内皮均具有一定的毒性作用，还会诱发角膜不可逆的水肿[62]，少数患者可产生结膜瘢痕性粘连（图 5-6-3）。

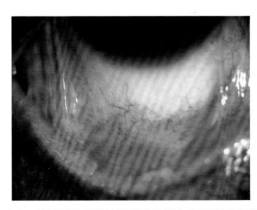

图 5-6-3　丝裂霉素导致的下眼睑结膜产生瘢痕及睑球粘连

丝裂霉素眼表毒性详见表 5-6-1。

表 5-6-1 丝裂霉素眼表毒性一览表

作用部位	毒性反应
眼睑及结膜	刺激症,过敏,结膜炎,眼睑皮炎,水肿,肉芽肿及睑球粘连
角膜	点状角膜炎,上皮糜烂,角膜水肿,伤口愈合延迟,角膜溃疡,穿孔,上皮层结晶样沉积,角膜缘干细胞减少,以及单纯疱疹性角膜炎复发
巩膜	糜烂,伤口愈合延迟或穿孔,巩膜炎或巩膜坏死,钙质沉着等

【应用注意点】

丝裂霉素眼部应用已经有二十余年的历史,对其在眼部的安全应用已经积累了较丰富的经验,丝裂霉素导致的药源性眼表损伤多数是不合理用药所致,如药物浓度过高、使用时间过长,或适应证不合理等,在暂停用药后,一般眼表损伤会在几周内恢复正常。

但是,严重毒性反应往往引发免疫反应,导致角膜缘干细胞、角膜基质细胞,以及巩膜组织持久的损伤,因此,临床上需要根据治疗目的,选择合适的药物浓度和使用时间。

三、硅油对眼表的毒性

硅油作为玻璃体腔内填充物,被广泛应用于复杂的眼底病手术中,如复杂孔源性视网膜脱离、玻璃体积血、严重增生性糖尿病视网膜病变等。然而,硅油填充玻璃体腔存在一定的并发症,如硅油乳化、并发性白内障、继发性青光眼和角膜带状变性等。硅油填充术后可早期发生硅油转移入前房,硅油滴进入前房后可能损伤角膜内皮细胞、引起眼内压升高[63](图 5-6-4～图 5-6-6)。少数患者术后硅油可能进入结膜下,导致眼部刺激征。

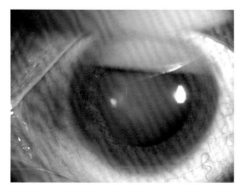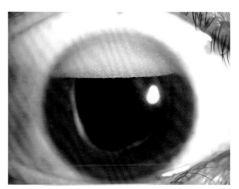

图 5-6-4 有晶状体眼玻璃体术后硅油乳化进入前房

图 5-6-5 无晶状体眼玻璃体术后硅油乳化进入前房

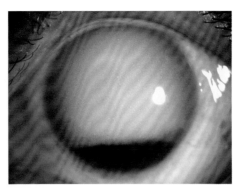

图 5-6-6 硅油倒置
玻璃体术后乳化硅油大量进入前房导致角膜
水肿，眼压升高。

硅油眼表不良反应详见表 5-6-2。

表 5-6-2 硅油眼表不良反应一览表

作用部位	不良反应
结膜	刺激症状，注射到玻璃体内的硅油游移到结膜下，引起结膜充血或炎症
角膜	水肿和混浊、血管化和变薄、上皮囊泡，大泡性角膜病变或带状角膜变性
眼睑及眼眶	眼睑下垂，眼睑组织内囊泡，以及硅油进入眼眶内

四、阿托品对眼表的毒性

阿托品是 M 受体阻滞剂，能阻断虹膜括约肌和睫状肌对胆碱能刺激的反应，因此有散瞳和睫状肌麻痹作用[64]。

滴眼后阿托品有时可引起刺激性结膜炎，如经鼻泪管吸收，可表现为口干、唾液分泌减少、无汗、皮肤潮红、眩晕、心率加快、烦躁、视力模糊、畏光、便秘和排尿困难等，也可出现皮疹，多发生于儿童。另外，阿托品长期滴眼可引起局部过敏反应[65, 66]。

（贾　喆　张　阳）

参 考 文 献

1. PETROUTSOS G, GUIMARAES R, GIRAUD J, et al. Antibiotics and corneal epithelial wound healing. Arch Ophthalmol，1983，101（11）：1775-1778.

2. 顾玉英，邓湘平. 喹诺酮类药物的光毒性反应及原因分析. 现代医药卫生，2005，21（19）：2601.

3. THOMPSON AM. Ocular toxicity of fluoroquinolones. Clin Exp Ophthalmol，2007，35（6）：566-577.

4. DONNENFELD E，PERRY HD，CHRUSCICKI DA，et al. A comparison of the fourth-generation fluoroquinolones gatifloxacin 0.3% and moxifloxacin 0.5% in terms of ocular tolerability. Curr Med Res Opin，2004，20（11）：1753-1758.

5. 王瑶，陈豪，王茜. 三种抗生素的抗菌活性及角膜上皮细胞毒性比较. 眼科研究，2010，28（6）：496-500.

6. PATEL GM，CHUANG AZ，KIANG E，et al. Epithelial healing rates with topical ciprofloxacin，ofloxacin，andofloxacin with artificial tears after photorefractive keratectomy. Cat Refract Surg，2000，26（5）：690-694.

7. MITRA A，TSESMETZOGLOU E，MCELVANNEY A. Corneal deposits and topical ofloxacin--the effect of polypharmacy in the management of microbial keratitis. Eye（Lond），2007，21（3）：410-412.

8. STEVENS SX，FOURAKER BD，JENSEN HG. Intraocular safety of ciprofloxacin. Arch Ophthalmol，1991，109（12）：1737-1743.

9. 朱小敏，荣蓓，乔静，等. 关于引起药物源性角结膜炎常见原发疾病的回顾性分析. 国际眼科杂志，2016，16（1）：7-10.

10. 陈钧，吴京，董冰松. 无环鸟苷治疗单纯疱疹性角膜炎的疗效和对角膜表面的损害作用. 眼科新进展，2002，22（6）：417.

11. WILHELMUS KR. Antiviral treatment and other therapeutic interventions for herpes simplex virus epithelial keratitis. Cochrane Database Syst Rev，2010，8（12）：2898.

12. 翟玲辉，李良毛. 真菌性角膜炎的药物治疗进展. 眼科研究，2010，28（2）：178-182.

13. KIMAKURA M，USUI T，YOKOO S，et al. Toxicity of topical antifungal agents to stratified human cultivated corneal epithelial sheets. Ocul Pharmacol Ther，2014，30（10）：810-814.

14. QU L，LI L，XIE H. Toxicity and pharmacokinetics of intrastromal injection of amphotericin B in a rabbit model. Curr Eye Res，2014，39（4）：340-347.

15. 张琛，孙旭光. 阿米巴性角膜炎治疗药物的研究进展. 国际眼科纵览，2008，32（2）：81-86.

16. LEE JE，OUM BS，CHOI HY，et al. Cysticidal effect on acanthamoeba and toxicity on human keratocytes by polyhexamethylene biguanide and chlorhexidine. Cornea，2007，26（6）：736-741.

17. MOON EK，HONG Y，CHUNG DI，et al. Potential value of cellulose synthesis inhibitors combined with PHMB in the treatment of acanthamoeba keratitis. Cornea，2015，34（12）：1593-1598.

18. 陈祖基. 眼科临床药理学. 2版. 北京: 化学工业出版社, 2011.

19. 史伟云. 新型的非甾体滴眼液在眼表病中的应用能否替代糖皮质激素滴眼液. 中华眼科杂志: 第三届中华眼科中青年论坛论文集, 2011: 16-17.

20. ORAY M, ABU SAMRA K, EBRAHIMIADIB N, et al. Long-term side effects of glucocorticoids. Expert Opin Drug Saf, 2016, 15 (4): 457-465.

21. PETROUTSOS G, GUIMARAES R, GIRAUD JP, et al. Corticosteroids and corneal epithelial wound healing. Br J Ophthalmol, 1982, 66 (11): 705-708.

22. SUDESH S, LAIBSON PR. The impact of the herpetic eye disease studies on the management of herpes simplex virus ocular infections. Curr Opin Ophthalmol, 1999, 10 (4): 230-233.

23. FORNAI M, ANTOUIOLI L, COLUCCI R, et al. NSAID-induced enteropathy: are the currently available selective COX-2 inhibitors all the same? J Pharmacol Exp Ther, 2014, 348 (1): 86-95.

24. O'BRIEN T P, LI Q J, SAUERBURGER F, et al. The role of matrix metalloproteinases in ulcerative keratolysis associated with perioperative diclofenac use. Ophthalmology, 2001, 108 (4): 656-659.

25. HSU J K, JOHNSTON W T, READ R W, et al. Histopathology of corneal melting associated with diclofenac use after refractive surgery. J Cataract Refract Surg, 2003, 29 (2): 250-256.

26. 曲明俐, 段豪云, 王瑶, 等. 三种常用非膜上皮细胞的毒性研究. 中华实验眼科杂志, 2015, 33 (7): 627-632.

27. MOREIRA H, MCKONNELL P J, FASANO A P, et al. Treatment of experimental pseudomonal keratitis with cyclo-oxygenase and lipoxygenase inhibitors. Ophthalmology, 1991, 98 (11): 1693-1697.

28. KU EC, LEE W, KOTHARI H V, et al. Effect of diclofenac sodium on the arachidonic cascade. Am J Med, 1986, 80 (4B): 18-23.

29. SHER N A, BARAK M, DAYA S, et al. Excimer laser photorefractive keratectomy in high myopia: a multicenter study. Arch Ophthalmol, 1992, 110 (7): 935-943.

30. PHILLIPS A F, SZERENYI K, CAMPOS M, et al. Arachidonic acid metabolites after excimer laser corneal surgery. Arch Ophthalmol, 1993, 111 (9): 1273-1278.

31. LU K L, WEE W R, SAKAMOTO T, et al. Comparison of in vitro antiproliferative effects of steroids and nonsteroidal anti-inflammatory drugs on human keratocytes. Cornea, 1996, 15 (2): 185-190.

32. FINI E M, COOK J R, MOHAN R. Proteolytic mechanisms in corneal ulceration and repair. Arch Dermatol Res, 1998, 290 (Suppl): 12-23.

33. APTE R S, HARGRAVE S L, FINI E M, et al. NSAID and matrix metalloproteinases in postoperative corneal melts. American Academy of Ophthalmology Meeting Poster, 2000.

34. GUIDERA A C，LUCHS J I，UDELL I J. Keratitis，ulceration，and perforation associated with topical nonsteroidal anti-inflammatory drugs. Ophthalmology，2001，10（5）：936-944.

35. FLACH A J. Cyclo-oxygenase inhibitors in ophthalmology. Surv Ophthalmol，1992，36（4）：259-284.

36. 卢艳. 局部抗青光眼药物治疗导致眼表毒性反应误诊临床分析. 国际眼科杂志，2008，8（12）：2549-2550.

37. WILSEN FM. Adverse external ocular effects of topical ophthalmic therapy：an epidemiologic，laboratory，and clinical study. Trans Am Ophthalmology Soc，1983，81：854-965.

38. POUTIQUEN Y，PATEY A，FOSTER CS，et al. Drug-induced cicatricial pemphigoid affecting the conjunctiva. Light and electron microscopic features. Ophthalmology，1986，93（6）：776-783.

39. SCHWAB IR，LINBERG JV，GIOIA VM，et al. Foreshortening of the inferior conjunctival fornix associated with chronic glaucoma medications. Ophthalmology，1992，99（2）：197-202.

40. BROADWAY DC，GRIERSON I，O'BRIEN C，et al. Adverse effects of topical antiglaucoma medication II. The outcome of filtration surgery. Arch Ophthalmol，1994，112（11）：1446-1454.

41. BENSOUSSAN L，BLONDIN C，BAUDOUIN C，et al. Flow cytometric analysis of HLA-DR，IL-6 and IL-8 expression by conjunctival epithelial cells from patients with prolonged topical antiglaucoma treatments. Fr Ophtalmol，2003，26（8）：782-789.

42. BAUDOUIN C，PISELH PJ，FILLACIER K，et al. Ocular surface inflammatory changes induced by topical antiglaucoma drugs：human and animal studies. Ophthalmology，1999，106（3）：556-563.

43. 李会林，刘伟，季建. 抗青光眼药物对结膜杯状细胞功能的影响. 中国实用眼科杂志，2008，26（8）：749-751.

44. BAUDOUIN C，HAMARD P. Conjunctival epithelial cell expression of interleukins and inflammatory markers in glaucoma patients treated over the long ter. Ophthalmogy，2004，111（12）：2186-2192.

45. BAUDOUIN C，LIANG H，BREMOND-GIGNAC D，et al. CCR4 and CCR5 expression in conjunctival specimens as differential markers of TH 1/TH2 in ocular surface disorders. J Allergy Clin Immunol，2005，116（3）：614-619.

46. 张婧，卢艳. 眼科局部用药的毒性反应分析. 国际眼科杂志，2006，6（6）：1409-1412.

47. V P ERICHEV，S YU PETROV，A V VOLZHANIN，et al. Continuous anti-glaucoma drug therapy as a risk factor of dry eye. Vestn Oftalmol，2019，135（6）：117-123.

48. R L GRANT，D ACOSTA. Comparative toxicity of tetracaine，proparacaine and cocaine evaluated with primary cultures of rabbit corneal epithelial cells. Exp Eye Res，1994，58（4）：469-478.

49. TOK OY, TOK L, ATAY IM, et al. Toxic keratopathy associated with abuse of topical anesthetics and amniotic membrane transplantation for treatment. Int J Ophthalmol，2015，8（5）：938-944.

50. KIM S I, PARK C Y, FORDJUOR G, et al. Comparison of cytotoxicities and anti-allergic effects of topical ocular dual-action anti-allergic agents. BMC Ophthalmol，2019，19（1）：217.

51. AYAKI M, IWASAWA A, YAGUCHI S, et al. In vitro assessment of the cytotoxicity of anti-allergic eye drops using 5 cultured corneal and conjunctival cell lines. J Oleo Sci，2011，60（3）：139-144.

52. LEE J S, LEE J E, KIM N, et al. Comparison of the conjunctival toxicity of topical ocular antiallergic agents. J Ocul Pharmacol Ther，2008，24（6）：557-562.

53. DHALIWAL J S, MASON B F, KAUFMAN S C. Long-term use of topical tacrolimus （FK506）in high-risk penetrating keratoplasty. Cornea，2008，27（4）：488-493.

54. 陈家祺, 翟嘉洁, 刘永民. 他克莫司在治疗角膜及眼表疾病中的应用. 中国实用眼科杂志，2013，31（10）：1225-1229.

55. PEREZ-RICO C, GERMAIN F, CASTRO-REBOLLO M, et al. Effect of topical 0.05% cyclosporine A on corneal endothelium in patients with dry eye disease. Int J Ophthalmol，2013，6（4）：471-474.

56. TAM P M, YOUNG A L, CHENG L L, et al. Topical 0.03% tacrolimus ointment in the management of ocular surface inflammation in chronic GVHD. Bone Marrow Transplant，2010，45（5）：957-958.

57. ZRIBI H, DESCAMPS V, HOANG-XUAN T, et al. Dramatic improvement of atopic keratoconjunctivitis after topical treatment with tacrolimus ointment restricted to the eyelids. J Eur Acad Dermatol Venereol，2009，23（4）：489-490.

58. 国家药典委员会. 中华人民共和国药典. 2 部. 北京：中国医药科技出版社，2010.

59. 中华医学会眼科学分会白内障及人工晶状体学组. 我国白内障摘除手术后感染性眼内炎防治专家共识（2017 年）. 中华眼科杂志，2017，53（11）：810-813.

60. ANGELINE L WANG, ERIC WEINLANDER, BRANDON M, et al. The use of topical insulin to treat refractory neurotrophic corneal ulcers. Cornea，2017，36（11）：1426-1428.

61. 邵毅, 裴重刚. 丝裂霉素 C 在眼科应用进展. 中国眼耳鼻喉科杂志，2006，6（6）：403-404.

62. 王大博, 王净华, 纪淑兴. 丝裂霉素眼毒性作用的研究. 中国实用眼科杂志，2000，18（3）：130-132.

63. ANTOUN J, AZAR G, JABBOUR E, et al. Vitreoretinal surgery with silicone oil tamponade in primary uncomplicated rhegmatogenous retinal detachment: clinical outcomes and complications. Retina，2016，36（10）：1906-1912.

64. 张聪. 常用滴眼药的副作用及防治方法. 山东医药，2000，40（23）：25.

65. 牛玉玲,叶茹珊,邓铤明,等. 低浓度阿托品联合角膜塑形镜治疗青少年中低度近视的疗效. 国际眼科杂志, 2019, 19(11): 1940-1944.

66. 张立新,刘辉焜,朱国平,等. 不同低浓度阿托品制剂对青少年近视防控效果及安全性探析. 国际医药卫生导报, 2019, 25(24): 4002-4006.

附录一　国内常用滴眼剂中防腐剂种类一览

名称	是否含防腐剂	防腐剂品种	含量
马来酸噻吗洛尔滴眼液	未标注		
卡替洛尔滴眼液	含	氯化苯烷铵（苯扎氯铵）	未标注
倍他洛尔滴眼液（进）	含	苯扎氯铵	0.01%
左布诺洛尔滴眼液	含	苯扎氯铵	0.04mg/mL，0.004%
0.5%毛果芸香碱滴眼液	未标注		
2%毛果芸香碱滴眼液	未标注		
1%毛果芸香碱滴眼液	含	羟苯乙酯	0.03%
0.15%溴莫尼定滴眼液（进）	含	纯然	0.05mg/mL，0.004%
0.2%溴莫尼定滴眼液（进）	含	苯扎氯铵	0.05mg/mL，0.005%
0.2%溴莫尼定滴眼液（进）	含	苯扎氯铵	0.05mg/mL，0.006%
布林佐胺滴眼液（进）	含	苯扎氯铵	0.1mg/mL，0.01%
布林佐胺噻吗洛尔滴眼液（进）	含	苯扎氯铵	0.1mg/mL，0.01%
拉坦前列素滴眼液（进）	含	苯扎氯铵	未标注
拉坦前列素滴眼液（进）	含	苯扎氯铵	0.02%
曲伏前列素滴眼液（进）	含	聚季铵盐-1（POLYQUARD）	0.01mg/mL，0.001%
贝美前列素滴眼液（进）	含	苯扎氯铵	0.05mg/mL，0.005%
他氟前列素滴眼液（进）	含	苯扎氯铵	0.1mg/mL，0.01%
拉坦噻吗滴眼液（进）	含	苯扎氯铵	未提及
曲伏噻吗滴眼液（进）	含	苯扎氯铵	0.015%
贝美噻吗滴眼液（进）	含	苯扎氯铵	0.05mg/mL，0.005%

抗青光眼滴眼剂

	名称	是否含防腐剂	防腐剂品种	含量
治疗干眼滴眼剂	玻璃酸钠滴眼液（国）	含	苯扎氯铵	0.03mg/mL，0.003%
	玻璃酸钠滴眼液（进）	含	苯扎氯铵	0.03mg/mL，0.003%
	萘敏维滴眼液	含	苯扎氯铵	10%
	右旋糖酐羟丙甲纤维素滴眼液	含	聚季铵盐 -1（POLYQUARD）	0.001 1%
	羟糖甘滴眼液	含	聚季铵盐 -1（POLYQUARD）	0.001%
	聚乙二醇滴眼液	含	聚季铵盐 -1（POLYQUARD）	0.001%
	卡波姆滴眼液	含	西曲溴铵	0.10mg/g
	卡波姆眼用凝胶	含	西曲溴铵	0.10mg/g
	重组牛碱性成纤维细胞生长因子滴眼液	未标注		
	重组人表皮生长因子衍生物滴眼液	未标注		
	右旋糖酐羟丙甲纤维素滴眼液	未标注		
	羧甲基纤维素钠滴眼液	未标注		
抗感染类药物滴眼剂	妥布霉素地塞米松滴眼液	含	苯扎氯铵	0.01%
	妥布霉素滴眼液（进）	未标注		
	氧氟沙星滴眼液	未标注		
	左氧氟沙星滴眼液	含	苯扎氯铵	0.02%
	加替沙星滴眼液（进）	未标注		
	左氧氟沙星滴眼液（进）	未标注		
	那他霉素滴眼液	含	苯扎氯铵	0.02%
	氟康唑滴眼液	未标注		
	更昔洛韦滴眼液	未标注		

续表

	名称	是否含防腐剂	防腐剂品种	含量
	色甘酸钠滴眼液	含	羟苯乙酯	
	马来酸非尼拉敏 / 萘甲唑啉滴眼液	含	苯扎氯铵	0.01%
抗过敏类药物滴眼剂	吡嘧司特钾滴眼液	含	苯扎氯铵	0.05mg/mL，0.005%
	氮䓬斯汀滴眼液	含	苯扎氯铵	0.125mg/mL，0.012 5%
	氮䓬斯汀滴眼液	含	苯扎氯铵	0.002 5mL/mL
	富马酸依美斯汀滴眼液	含	苯扎氯铵	0.01%
	奥洛他定滴眼液	含	苯扎氯铵	0.01%

附录二 引起药源性角结膜病变的全身用药列表

多数均根据相关文献报道[1-4]、药物说明书及患者提供病史、检查结果进行分析，特别是按并发症每当停药后即愈，而再次服药病损又复出现这一明显规律而下结论。现将临床中常用全身药物及所致眼表病变列表总结如下：

分类		相关药物	主要眼部损伤
中枢神经系统药物	吩噻嗪类安定药	丙嗪 氯丙嗪 氟丙嗪 氟非那嗪 奋乃静 甲哌氯丙嗪 三氟吡啦嗪 噻啶嗪 甲硫哒嗪	暴露的面、颈、手部皮肤有弥漫色素沉着 结膜色素沉着 视网膜色素沉着 角膜混浊
	抗抑郁药	阿米替林 米氮平 舍曲林 氟西汀 帕罗西汀	眼压升高 视力模糊 复视 瞳孔散大 结膜炎 干眼
	抗癫痫药	托吡酯 氨己烯酸	青光眼急性发作 急性近视 脉络膜渗出 眶周水肿 巩膜炎

分类		相关药物	主要眼部损伤
心血管系统药物	β受体阻断药	普拉洛尔 普萘洛尔 噻吗洛尔 阿替洛尔 美托洛尔 氧烯洛尔 吲哚洛尔	干燥综合征 泪液分泌减少和结膜炎,其次为角膜损害,偶见视力减退或失明,用药时间约数周至数年不等
强心苷	地高辛		视觉模糊,色觉紊乱
苯丙呋喃	乙胺碘呋酮		角膜色素沉着、晶状体色素沉着
非甾体类抗炎药	吲哚美辛		角膜混浊、角膜沉积物
	水杨酸		视觉障碍
	保泰松		伪膜性结膜炎、视网膜出血、中毒性弱视
避孕药(口服)			眼底病变、眼神经病变、色素膜炎、白内障、青光眼、溢泪或泪液减少、角膜病变、近视等
化疗药物	氯霉素		双侧中央视力减退和不同程度的视乳头水肿,并有中心暗点和周边视野缩小,晚期则发生视神经萎缩。
	链霉素		具有神经毒性,表现为突发性球后视神经炎
	米诺环素		巩膜色素沉着
	磺胺类药物		一过性近视,眼肌麻痹,前葡萄膜炎,视网膜出血
	氟喹诺酮类药物		视网膜变性、晶状体混浊
	利奈唑胺		视神经炎
	乙胺丁醇		中毒性视神经炎
	氯喹		角膜上皮混浊、感觉减退、影响睫状肌调节功能、晶状体后囊下混浊、黄斑病变
	奎宁		视网膜变性、复视、中毒性弱视
	西多福韦		虹膜炎

续表

分类	相关药物		主要眼部损伤
抗肿瘤药物	氮芥		坏死性葡萄膜炎
	苯丁酸氮芥		角膜炎、眼球运动障碍、出血性视网膜病变和视乳头水肿
	环磷酰胺		视力模糊、角结膜干燥、睑结膜炎和针尖样瞳孔
	亚硝基脲类	亚硝基脲 卡氮芥 环己亚硝脲 甲基环己亚硝脲	神经-视网膜毒性
	铂类化合物	顺铂 卡铂	色盲、视乳头水肿、球后视神经炎和皮质盲
	5-氟尿嘧啶		视力模糊、眼眶周围水肿、眼痛、羞明、流泪、结膜炎、眼睑炎、角膜炎、瘢痕性睑外翻、睑缘粘连、泪点-泪小管狭窄、眼球运动障碍、视神经病变和眼球震颤
	阿糖胞苷		角结膜炎
	白消安		晶状体后囊下混浊，角结膜干燥
	甲氨蝶呤		眶周水肿、畏光、眼痛、烧灼感、眼睑炎，脂溢性睑缘炎、结膜炎、干眼
	长春新碱		脑神经麻痹、视神经病变和萎缩、皮质盲和夜盲
	紫杉醇		闪光幻觉及缺血性视神经病变
	阿霉素		泪液分泌过多、结膜炎
	铁洛伦		角膜病变和视网膜病变
	他莫昔芬		角膜和视网膜病变

参 考 文 献

1. 陈祖基. 眼科临床药理学. 2版. 北京：化学工业出版社.

2. 张俊杰. 重视药物造成的眼部毒性 [J]. 中华实验眼科杂志，2018，36（12）：897-901.

3. 李洪润，段丽云. 全身用药引起的眼部不良反应 [J]. 中国误诊学杂志，2007，7（16）：3929-3930.

4. 白芳，陶海，王朋. 药源性干眼症发生发展机制及防治研究进展 [J]. 药物不良反应杂志，2016，18（3）：205-208.

后　　记

━━━━━━━━━━━━━━━◆◆◆━━━━━━━━━━━━━━━

在我的职业生涯中，有两位药源性角结膜病变的患者，给我留下了深刻的印象：其一，是一位年轻人，小伙子人长得很帅，他因为角膜屈光手术后双眼疼痛，持续药物治疗 2 个月，病情未见任何缓解，反而愈来愈严重，从外地来找我会诊。当时，他双眼睑肿胀，刺激症状非常严重，双眼全角膜混浊及溃疡形成。在做过各种必要的眼部检查后，我仍不能确定他的病因，多次调整诊断性治疗方案，治疗了近 3 个月，全然无效，眼见着病情还在不断加重，我陷入了束手无策的境地，患者也失去了继续治疗的信心，就回家去了。

数月后，当他再找我会诊的时候，他双眼角膜白斑，成了盲人，而且雪上加霜的是，他的妻子也因此离他而去，身心双重打击下，小伙子一脸的颓废。我将这位患者转诊给了我的同门师哥——中国人民解放军总医院眼科的黄一飞教授，很快，师哥给他做了人工角膜，不仅恢复了他的有用视力，而且使他回到了正常的生活状态，妻子又回到了他身边。在出院的前夕，他讲出了让我们都意想不到"病因"。原来在角膜屈光术后，由于眼痛他就自行开始滴用眼科表面麻醉剂，前后一共滴用了近百瓶，而且，对此他一直守口如瓶，最终导致了严重的角膜损伤。

另外一位患者，是我们的同行——眼科医生，因为要参加高级职称考试，她白天上班，晚上熬夜复习，这样日夜辛苦了两周后，开始感到双眼干涩、刺痛，一经检查发现双眼角膜上皮点状剥脱，当时她自己诊断为"病毒性角膜炎"，为了能够尽快控制病情，以便全力投入晋升备考，她就开始频繁点用抗病毒和抗生素滴眼液，结果 1 周下来，病情反而加重到她无法工作了。当找到我会诊的时候，她自己其实已经意识到了药物毒性的问题，详细地叙述了自己的病史。面对着她肿胀的双眼、严重的刺激症状和角膜上皮弥漫性点染，又一次让我意识到眼科药物的双重性（治疗与毒性作用）。在治愈离京时，她的一席话让我颇为感动，她说："孙主任，您以后在讲课时，可以用所有我的病例资料，以提醒眼科医生关注药毒性的问题。"

正是从这两个病例，我才真正开始在临床上关注药源性角结膜病，在不断地收集病例资料后，撰写了专家述评，让研究生将收集的病例撰写成文发表。

几乎在我们团队开始关注这个问题的同时，距离北京百公里外的天津医科大学眼科医院，赵少贞教授及其团队也在关注着此类问题。两个团队长期对同一个问题的持续关注，终于在某一个时刻撞击出了火花。在一次学术会议的茶歇时间，赵教授和我谈起了药源性角结膜病变的临床问题，并且提出是否可以合作编写一部相关专著，供同行参考，听此提议，我顿有"正中下怀"之感。很快，在人民卫生出版社的支持下，两个团队的"队员"进入到辛苦的编写过程中，经过三年多的努力，斗胆称为国内首部《药源性角结膜病变》的专著与同行们见面了。在本著付梓之际，诚恳希望同行们予以斧正。

孙旭光
2022 年 3 月于北京